Stephan Patrick Roßhart

KLRG1 und E-Cadherin, mehr als nur Marker- und Adhäsionsmoleküle?

Stephan Patrick Roßhart

KLRG1 und E-Cadherin, mehr als nur Marker- und Adhäsionsmoleküle?

Funktionelle und strukturelle Analyse der Interaktion des NK-Zell-Rezeptors KLRG1 mit seinem Liganden E-Cadherin

Südwestdeutscher Verlag für Hochschulschriften

Impressum / Imprint
Bibliografische Information der Deutschen Nationalbibliothek: Die Deutsche Nationalbibliothek verzeichnet diese Publikation in der Deutschen Nationalbibliografie; detaillierte bibliografische Daten sind im Internet über http://dnb.d-nb.de abrufbar.

Bibliographic information published by the Deutsche Nationalbibliothek: The Deutsche Nationalbibliothek lists this publication in the Deutsche Nationalbibliografie; detailed bibliographic data are available in the Internet at http://dnb.d-nb.de.

Verlag / Publisher:
Südwestdeutscher Verlag für Hochschulschriften
ist ein Imprint der / is a trademark of
OmniScriptum GmbH & Co. KG
Heinrich-Böcking-Str. 6-8, 66121 Saarbrücken, Deutschland / Germany
Email: info@svh-verlag.de

Herstellung: siehe letzte Seite /
Printed at: see last page
ISBN: 978-3-8381-1584-9

Zugl. / Approved by: Freiburg im Breisgau, Albert-Ludwigs-Universität, Dissertation, 2010

1. Zusammenfassung

Der „Killer Cell Lectin-like Receptor G1" (KLRG1) ist ein hemmender Rezeptor und findet sich sowohl im humanen als auch im murinen Organismus auf Natürlichen Killerzellen (NK-Zellen), $CD4^+$- und $CD8^+$-T-Zellen. KLRG1 wird häufig als Markermolekül für den Differenzierungszustand von Lymphozyten eingesetzt. Hierzu sind in der Literatur zahlreiche Daten vorhanden. Trotz dieses verbreiteten Einsatzes ist die physiologische Rolle von KLRG1 auf T- und NK-Zellen in weiten Teilen noch ungeklärt.

Unsere Arbeitsgruppe konnte E-Cadherin als Liganden von KLRG1 in der Maus und im Menschen identifizieren. Die bisher vorliegenden Daten bezüglich der funktionellen Rolle von KLRG1 auf humanen NK-Zellen deuten auf eine feinmodulatorische, hemmende Aktivität des Rezeptors hin. Im Gegensatz zum humanen System konnte die hemmende Funktion im Mausmodell bisher nur in wenigen Versuchsanordnungen gezeigt werden.

Die Zielsetzung dieser Doktorarbeit bestand darin, mehr über die strukturellen und funktionellen Aspekte der Interaktion von murinem KLRG1 mit seinem natürlichen Liganden E-Cadherin zu erfahren.

Unter Zuhilfenahme verschiedener funktioneller Parameter, wie beispielsweise CD3/TZR-vermittelte Aktivierung des Transkriptionsfaktors NFAT, Activation-Induced Cell Death (AICD), CD95-Ligand-vermittelte Zelllyse und Zellteilungsaktivität, konnte der hemmende Charakter von KLRG1 auf murinen $CD4^+$-A5-T-Zell-Hybridomazellen und ex vivo isolierten $CD8^+$-T-Milzzellen beschrieben werden. KLRG1-vermittelte Effekte waren nicht per se, sondern nur bei Ko-Ligation der Rezeptoren möglich, d. h. wenn das hemmende KLRG1- und das aktivierende CD3/TZR-Signal in räumlicher Nähe zueinander auf die Zelle einwirkten.

Des Weiteren konnte gezeigt werden, dass für eine Interaktion zwischen KLRG1 und dem murinen E-Cadherin die ersten beiden extrazellulären Domänen notwendig waren, bei der Interaktion mit humanem E-Cadherin jedoch alle Domänen. Ferner konnte dem Tyrosin im KLRG1-ITIM eine zentrale Rolle bei der KLGR1-vermittelten Signalleitung zugeordnet werden. Überraschenderweise führte die Interaktion einer Y_7F-KLRG1-Mutante mit E-Cadherin nicht zu einer Hemmung, sondern im Gegenteil zu einer verstärkten Aktivierung der Zelle. In Zellkulturexperimenten ergaben sich außerdem Hinweise darauf, dass eine Zerstörung der Gewebearchitektur zur verstärkten Interaktion zwischen KLRG1 und seinem Liganden E-Cadherin führt.

Insgesamt weisen diese Befunde darauf hin, dass durch die KLRG1-vermittelten Effekte, insbesondere in infizierten und destruierten Geweben, immunpathologische Prozesse vermindert werden können.

2. Einleitung

2.1 Bedeutung und Aufbau des Immunsystems

Unser Organismus ist tagtäglich einer großen Zahl potenziell bedrohlicher Erreger wie zum Beispiel Bakterien, Pilzen, Viren sowie einzelligen Protozoen und mehrzelligen Parasiten ausgesetzt. Es existieren jedoch nicht nur Gefahren von außen, sondern auch von innen, die aus dem Körper jedes Individuums selbst stammen. Diese Bedrohung manifestiert sich beispielsweise in Form von entarteten Zellen (Tumorzellen), die den natürlichen Regelmechanismen des Körpers nicht mehr gehorchen. Um in diesem Szenario die Oberhand zu behalten, haben alle Lebewesen, egal ob Pflanze, Tier oder Mensch, im Laufe von Jahrmillionen ein komplexes Verteidigungsnetzwerk entwickelt, das so genannte Immunsystem. Das Immunsystem (von lat. „immunis", eigentlich „steuerfrei", im übertragenen Sinne „unberührt, frei, rein") hat somit eine große Bedeutung für die körperliche Unversehrtheit der Lebewesen. Bereits einfache Organismen besitzen einen solchen Abwehrmechanismus, die angeborene Immunabwehr; die bereits sehr früh in der Stammesgeschichte der Lebewesen entstand und seitdem nahezu unverändert beibehalten wurde. Die Wirbeltiere entwickelten zusätzlich eine noch komplexere, anpassungsfähigere und effektivere Abwehr, das adaptive Immunsystem.

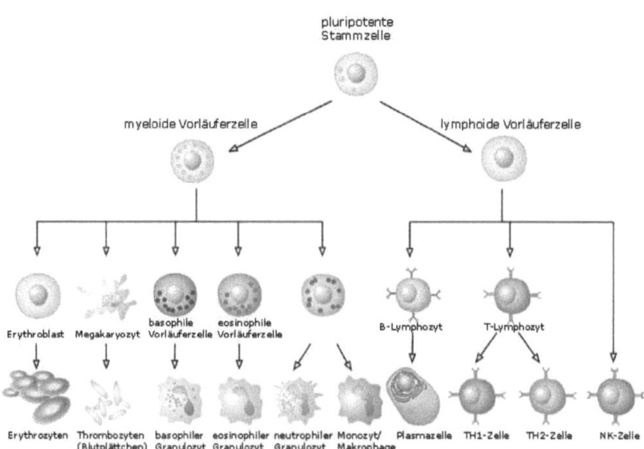

Überblick über die Zellen des angeborenen und adaptiven Immunsystems (www.archetypum.net).

2.2 Das angeborene Immunsystem

Schon sehr früh in der Evolution der Lebewesen entwickelte sich die angeborene Immunabwehr. Die Mechanismen des angeborenen Immunsystems sind phylogenetisch älter als die der adaptiven Abwehr. Jenes ist von Geburt an funktionstüchtig und bedient sich keimbahnkodierter Rezeptoren, um Pathogene an typischen Oberflächenstrukturen zu erkennen. Aus diesem Grund zeichnet es sich zwar durch eine schnelle Verfügbarkeit ohne vorherige Aktivierung aus, ist im Gegensatz zum adaptiven Immunsystem allerdings nicht zur Ausbildung eines Gedächtnisses befähigt.

Insgesamt bildet das angeborene Immunsystem eine erste Verteidigungsfront gegen Pathogene. Es initiiert die alarmierende Entzündungsreaktion und unterstützt die Aktivierung des adaptiven Immunsystems. In den ersten Tagen einer Infektion wird die Hauptarbeit somit vom angeborenen Immunsystem geleistet, bis die adaptive Abwehr in ausreichendem Maße aktiviert ist und der Eindringling schließlich gemeinsam vernichtet werden kann.

Bereits die obersten Schichten der intakten Haut und Schleimhaut sind aufgrund physikalischer und chemischer Hindernisse für Keime nicht ohne Weiteres zu überwinden. Dafür sorgen beispielsweise die „tight junctions“, die einen kompakten und undurchlässigen Epithelzellverband gewährleisten. Der Säurefilm der Haut erschwert Krankheitserregern ebenfalls eine dauerhafte Besiedelung und Invasion in tiefer gelegene Schichten. Die Schleimhäute des Atemsystems tragen charakteristische Zilien zur Selbstreinigung und sezernieren antimikrobielle Peptide (zum Beispiel Defensine) und Enzyme (zum Beispiel Lysozym). Im Verlauf der Evolution sind aber auch Kompromisse, so genannte Symbiosen, zwischen dem menschlichen Organismus und einigen Mikroorganismen eingegangen worden. Beispielsweise besiedeln bestimmte „harmlose“ Keime unsere Haut, den Darm und die Vagina, wo sie als natürliche Flora geduldet werden und dabei helfen, das Wachstum gefährlicher Pathogene zu verhindern.

Wie bereits erwähnt erkennt die angeborene Abwehr Pathogene anhand typischer Charakteristika. Zu diesen Strukturen gehören zum Beispiel doppelsträngige RNA, Lipopolysaccharide, Mannose-reiche Heteroglykane und Lipoteichonsäure. Derartige körperfremde und pathogen assoziierte Muster werden auch als PAMPs („pathogen associated molecular patterns“) bezeichnet. Autoreaktive Prozesse sind in den seltensten Fällen zu befürchten, da die PAMPs zwar in zahlreichen Erregern, nicht jedoch im menschlichen Organismus vorkommen. Die entsprechenden Rezeptoren müssen sofort einsatzbereit sein und sind daher bereits von der Keimbahn kodiert. Zu diesen Rezeptoren zählen die membranständigen Toll-ähnlichen Rezeptoren (TLRs, „toll-like receptors“), die PRRs

(„pattern recognition receptors“), Komplementrezeptoren sowie die löslichen Komplementfaktoren, das C-reaktive Protein und das Lipopolysaccharid-bindende Protein, um nur einige wenige zu nennen.

Zu den wesentlichen Abwehrzellen der angeborenen Immunität zählen Monozyten bzw. Makrophagen, Neutrophile, Basophile und Eosinophile Granulozyten, Dendritische Zellen sowie Mastzellen, die allesamt der myeloiden Reihe angehören. Ebenfalls zum angeborenen Immunsystem gehören die NK-Zellen, die der lymphoiden Reihe entstammen.

Zu Beginn der angeborenen Immunantwort sind vor allem die Granulozyten, die Makrophagen und die Dendritischen Zellen (zum Beispiel Langerhans-Zellen der Haut) von entscheidender Bedeutung. Die Bindung von bakteriellen Molekülen an die Rezeptoren der Makrophagen veranlasst diese zur Aufnahme (Phagozytose) und intrazellulären Vernichtung der Bakterien sowie zur Sekretion von biologisch aktiven Molekülen wie zum Beispiel Zytokinen und Chemokinen. Zytokine sind lösliche Proteine, die das Verhalten von Zytokinrezeptor-exprimierenden Zellen beeinflussen. Bei Chemokinen handelt es sich um Proteine, die Chemokinrezeptor-tragende Zellen wie zum Beispiel Neutrophile Granulozyten und Monozyten aus dem Blut an den Ort des Geschehens, also ins Gewebe locken. Dieser Prozess wird auch als Chemotaxis bezeichnet. Makrophagen lösen durch die Freisetzung der genannten Mediatoren einen als Entzündung bezeichneten Vorgang aus, der allerdings auch über andere Wege wie zum Beispiel das Komplementsystem induziert werden kann. Die Entzündung wird durch die klassischen fünf lateinischen Begriffe calor, dolor, rubor, tumor und functio laesa (Wärme, Schmerz, Rötung, Schwellung und Funktionsverlust) beschrieben. Die Entzündungsreaktion dient dem Körper als Gefahrensignal, woraufhin das betroffene Gewebe mit zellulären und löslichen Bestandteilen des Immunsystems geradezu überschwemmt wird. Die Makrophagen und Dendritischen Zellen locken Neutrophile Granulozyten sowie NK- und T-Zellen an. Aktivierte Dendritische Zellen binden zunächst die NK-Zellen und anschließend die T-Zellen in das Geschehen ein, was die Verknüpfung zwischen dem angeborenen und adaptiven Immunsystem verdeutlicht. Makrophagen und Neutrophile Granulozyten sind zum „respiratory burst“ befähigt. Hierbei werden phagozytierte Erreger mit Hilfe von reaktiven Sauerstoffspezies (zum Beispiel Wasserstoffperoxid = H_2O_2) in lysosomalen Vakuolen abgebaut. Eosinophile und Basophile Granulozyten sind wiederum bei der Abwehr von eingedrungenen Parasiten von großer Bedeutung.

Im Normalfall befinden sich Haupthistokompatibilitätskomplex-I (MHC-I) Moleküle auf allen kernhaltigen Körperzellen. Körperzellen präsentieren auf MHC-I-Molekülen intrazellulär gebildete Proteine, sodass sie durch T-Zellen kontrolliert werden können. Häufig regulieren virusinfizierte, aber auch entartete Zellen ihre MHC-I-Expression herunter, um der Kontrolle und Vernichtung durch $CD8^+$-T-Zellen zu entfliehen. Über den Mechanismus der Detektion der Expressionsdichte von MHC-I-Molekülen können NK-Zellen derartige Körperzellen aufspüren und vernichten (55).

Ein weiterer wichtiger Mechanismus des angeborenen Immunsystems wird als Opsonierung bezeichnet (75). Zahlreiche lösliche Moleküle, insbesondere Antikörper der IgG- und IgM-Klasse, binden an die Oberfläche diverser Pathogene und aktivieren Immunzellen über Rezeptoren der Fc-Rezeptorfamilie (CD16, CD32, CD64 etc.). Typischerweise tragen Makrophagen und Neutrophile Granulozyten Fc-Rezeptoren; sie binden an den Fc-Teil des opsonierenden Antikörpers und leiten die Phagozytose des Pathogens ein. CD16 beispielsweise vermittelt auf NK-Zellen die „antikörperabhängige zellvermittelte Zytotoxizität“ (ADCC, „antibody-dependent cellular cytotoxicity“) gegen IgG-bedeckte Zielstrukturen.

Bei der Koordination der Effektorzellen des angeborenen Immunsystems spielen pro-inflammatorische Zytokine wie beispielsweise IL-1, IL-6, IL-15, IFN-γ und TNF-α eine wichtige Rolle. Diese Zytokine tragen auch zur Interaktion zwischen dem angeborenen und dem adaptiven Abwehrsystem bei und sind wichtige Bestandteile der gesamten Immunantwort. Für die Regulation der Immunantwort sind darüber hinaus anti-inflammatorische Zytokine wie TGF-ß und IL-10 wichtig, da sie dabei helfen, eine überschießende Immunantwort, Gewebsschäden und immunpathologische Prozesse zu verhindern.

Des Weiteren leitet das angeborene Immunsystem über eine Freisetzung von pro-inflammatorischen Zytokinen aus Endothelien, Epithelien und Makrophagen die „Akut-Phase-Reaktion“ ein. Bei dieser Reaktion werden mehr als 30, größtenteils in der Leber synthetisierte „Akut-Phase-Proteine“ wie zum Beispiel Fibrinogen, C-reaktives Protein, Plasminogen und Mannose-bindendes Lektin ausgeschüttet. Diese Proteine helfen bei der Lokalisierung der Entzündung (Chemotaxis), bei der Eindämmung und Vernichtung der Erreger, bei der Reduktion einer überschießenden Immunreaktion und bei der Sanierung des verletzten Gewebes. Ebenfalls vermittelt die „Akut-Phase-Reaktion“ die Fieberreaktion, durch welche die Mobilität der Immunzellen gefördert und ein für die Erregervermehrung ungünstiges Milieu geschaffen wird.

Ferner werden im Rahmen der „Akut-Phase-Reaktion“ Bestandteile des Komplementsystems gebildet. Die Komplementkaskade ist ein wichtiger Bestandteil der angeborenen Abwehr. Sie

besteht im Wesentlichen aus so genannten Zymogenen, inaktiven Vorstufen von Serin-Proteasen, die bei einer Infektion über verschiedene Mechanismen aktiviert werden und ihrerseits weitere Zymogene mittels proteolytischer Spaltung aktivieren können. Durch die Aktivierung der Komplementkaskade läuft ein lawinengleicher, sich verstärkender Prozess ab, der drei Hauptaufgaben erfüllt: die Opsonierung von Pathogenen zur Verbesserung der Phagozyten-Funktion, die Bereitstellung von Entzündungsmediatoren zur besseren Bekämpfung der Infektion sowie die direkte Zerstörung von Bakterien durch Bildung von Poren in der Zellmembran (Membranattackierungskomplex).
Abschließend lässt sich sagen, dass sich die angeborene Immunantwort durch seine schnelle Einsatzfähigkeit auszeichnet, dafür allerdings auf Gedächtnis und Anpassungsfähigkeit verzichtet. Sie agiert bei jedem erneuten Kontakt mit einem Pathogen so, als wäre es die erste Konfrontation. Dabei ist das angeborene Immunsystem in der Lage, eine enorme Vielfalt an Krankheitserregern zu erkennen und zu bekämpfen, ohne mit dem speziellen Erreger jemals zuvor Kontakt gehabt zu haben. Es spielt eine entscheidende Rolle sowohl bei der Früherkennung und Abwehr von Erregern als auch bei der Aktivierung des adaptiven Immunsystems. Letztlich ist es aber auf die Hilfe der spezifischen Abwehr angewiesen, um den Erreger gemeinsam endgültig zu eliminieren.

2.3 Das adaptive Immunsystem

Die adaptive Immunabwehr, früher auch „erworbenes Immunsystem“ genannt, ist ein hoch spezifisches System, das sich im Laufe der Phylogenese der Wirbeltiere auf der Basis der angeborenen Immunabwehr entwickelt hat. Die Zellen der spezifischen Abwehr entstammen der lymphatischen Reihe, und ihre Hauptakteure sind die Lymphozyten. Während das angeborene Immunsystem bereits von Geburt an vollständig aktiv ist, muss das adaptive Immunsystem erst zu einem funktionstüchtigen Apparat ausreifen und somit „erworben“ werden.
Das System befindet sich beim erstmaligen Kontakt mit einem Fremdstoff noch im Ruhezustand und muss erst aktiviert werden, um seine Effektorfunktionen in vollem Umfang erfüllen zu können. Dafür zeichnet es sich durch eine große Anpassungsfähigkeit gegenüber neuen oder veränderten Krankheitserregern aus. Die Zeit bis zu seiner vollständigen Einsatzbereitschaft wird effektiv durch das bereits besprochene angeborene Immunsystem

überbrückt. Drei Fähigkeiten sind für die korrekte Funktion der spezifischen Abwehr absolut essentiell:

- Spezifische Erkennung des Antigens durch Rezeptoren an der Zelloberfläche
- Erhöhung der Zielgenauigkeit, mit der das Antigen bei erneutem Kontakt abgewehrt wird („immunologisches Lernen")
- Konservierung der erlernten Fähigkeiten („immunologisches Gedächtnis")

Bis zum Erreichen der notwendigen Fähigkeiten steht das Neugeborene unter dem so genannten „Nestschutz" durch seine Mutter. Dabei erhalten der Fötus intrauterin über die Plazenta und der Säugling über das Kolostrum (Milch der ersten fünf Tage) bzw. später durch die Muttermilch schützende Antikörper (IgG und IgA). Der Nestschutz erfüllt somit die Funktion einer passiven Immunisierung durch die Mutter, von der das Neugeborene ca. 6-12 Monate lang profitiert.

Dem Immunsystem sind bestimmte so genannte lymphoide Organe zugeordnet. Man unterscheidet hier zwischen den primären und den sekundären lymphatischen Organen. Zu den primären Lymphorganen zählen der Thymus und das Knochenmark. Sie sind einem Internat vergleichbar und die Orte der Bildung, Selektion, Erziehung und Reifung von T- und B-Lymphozyten. Nach Abschluss ihrer Ausbildung verlassen die T- und B-Zellen die primären lymphatischen Organe als immunkompetente und naive Immunzellen, die auf den ersten Kontakt mit einem für ihren Rezeptor spezifischen Antigen warten. Diese erste Aktivierung erfolgt in den peripheren, sekundären lymphatischen Organen wie zum Beispiel der Milz, der Lymphknoten und der Tonsillen sowie dem Mucosa-assoziierten lymphoiden Gewebe (MALT, „mucosa associated lymphoid tissue") den Peyer´schen Plaques des Dünndarms und dem Appendix vermiformis (Wurmfortsatz).

Abgesehen von den Antigen-präsentierenden Zellen (APZ) wie zum Beispiel den Dendritischen Zellen (DZ), stellen zwei Populationen, die T- und die B-Lymphozyten, die wesentlichen Elemente der adaptiven Immunität dar. T-Lymphozyten bilden zum einen die Grundlage der zellvermittelten Immunantwort und unterstützen zum anderen die regelrechte Funktion der B-Lymphozyten. B-Lymphozyten selbst sind für die Bildung von spezifischen Antikörpern der so genannten humoralen Immunabwehr zuständig, also jener Mechanismen, die sich gegen Eindringlinge in den Körperflüssigkeiten (Humores) richten.

Die für die Fremderkennung zuständigen Rezeptoren des adaptiven Immunsystems (T-Zell-Rezeptor „TZR" und B-Zell-Rezeptor „BZR") entstehen im Gegensatz zu den keimbahnkodierten Rezeptoren des angeborenen Immunsystems im Prozess der somatischen

Rekombination. Bei diesem Vorgang entsteht ein riesiges Repertoire von Rezeptoren mit Spezifität für die verschiedensten Antigene. Jeder Organismus beherbergt folglich eine enorme Zahl an T- und B-Zellen, wobei jeder Lymphozyt einen bestimmten Rezeptor für ein spezifisches Antigen besitzt. Bei Aktivierung einer Abwehrzelle über ihren spezifischen Rezeptor kommt es zum Prozess der „klonalen Expansion“, d. h. einer Zellteilung und der Ausbildung einer antigenspezifischen Zellpopulation zur Abwehr der speziellen Bedrohung. Nach einer Infektion bleiben spezifische Antikörper und Gedächtniszellen erhalten, um bei erneutem Kontakt mit diesem Krankheitserreger binnen kurzer Zeit eine angemessene Abwehrreaktion zu ermöglichen.

Die zellvermittelte Immunabwehr wird wie bereits erwähnt von den T-Lymphozyten bewerkstelligt. Diese werden vereinfacht in zwei große Gruppen, die T-Helfer-Lymphozyten und die zytotoxischen Lymphozyten unterteilt. T-Helfer- und zytotoxische Zellen können anhand von Oberflächenproteinen des CD-Systems voneinander unterschieden werden. Beide Zelltypen sind positiv für den T-Zell-Rezeptor und das CD3-Molekül. Kennzeichnend für T-Helfer-Zellen ist unter anderem das CD4-Molekül. Für zytotoxische Zellen ist das CD8-Molekül charakteristisch. Aus diesem Grund werden sie häufig auch als $CD4^+$- bzw. $CD8^+$-T-Zellen bezeichnet. Die Antigen-Erkennung durch die T-Zellen ist nur möglich, wenn ihnen ein Fragment des antigenen, an ein MHC-Molekül gebundenen Proteins auf der Oberfläche einer anderen Zelle „präsentiert“ wird. Für diese Erkennung interagiert der TZR der zytotoxischen Lymphozyten samt seinem Ko-Rezeptor, dem CD8-Molekül, nur mit MHC-Klasse-I-Molekülen und dem darauf gebundenen Peptid. MHC-Klasse-I-Moleküle kommen auf allen kernhaltigen Körperzellen vor und stellen vor allem Peptide dar, die aus intrazellulär synthetisierten Proteinen stammen. Von Viren infizierte oder entartete Zellen synthetisieren und präsentieren verdächtige Peptide. Auf diese Weise ist eine $CD8^+$-T-Zelle in der Lage, derartige Zellen zu erkennen und unter anderem Perforin- und Granzym-vermittelt zu lysieren. Der TZR der $CD4^+$-T-Zellen samt seinem Co-Rezeptor, dem CD4-Molekül, interagiert nur mit MHC-Klasse-II-Molekülen. Diese kommen auf Antigen-präsentierenden Zellen mit ihren Hauptvertretern, den Dendritischen Zellen vor. Dendritische Zellen nehmen Antigene durch Endozytose auf, verarbeiten diese intrazellulär und präsentieren an MHC-Klasse-II-Moleküle gebundene Peptidfragmente an ihrer Zelloberfläche. Die Erkennung des Antigens durch $CD4^+$-T-Zellen führt zur Aktivierung und infolgedessen zur Vermehrung und Differenzierung zu T-Helfer-Effektorzellen. Diese aktivieren sowohl die Zellen der unspezifischen Immunabwehr als auch $CD8^+$-T-Zellen und stimulieren die humorale Abwehr durch B-Lymphozyten und Antikörper.

Die humorale Immunantwort bzw. die Aktivierung der B-Lymphozyten kann grob in zwei Arten unterschieden werden: Es gibt eine T-Helfer-unabhängige humorale Antwort, die ohne Mithilfe der T-Helfer-Zellen gelingt. Beispielsweise kann ein Kapselpolysaccharid mit repetitiven Epitopen den B-Zell-Rezeptor kreuzvernetzen, was letztendlich zu einer Aktivierung und Proliferation der reifen naiven B-Zelle zur IgM-sezernierenden Plasmazelle führt. Aufgrund der fehlenden T-Zell-Hilfe werden jedoch überwiegend Antikörper der Klasse IgM mit einer niedrigen Affinität zum stimulierenden Antigen gebildet. Auch bleibt die Bildung von Gedächtniszellen aus. Bei der T-Helfer-abhängigen humoralen Antwort dagegen sind beispielsweise Protein-Antigene mit vielen unterschiedlichen Epitopen nicht zur BZR-Kreuzvernetzung in der Lage, weshalb die Mitwirkung von $CD4^{+}$-T-Helfer-Zellen notwendig ist. Die B-Zellen nehmen das Antigen über BZR-vermittelte Phagozytose auf und präsentieren verschiedene Epitope über MHC-II-Moleküle an die T-Zellen in der Nachbarschaft. Die B- und T-Zellen müssen dabei nicht das gleiche Epitop erkennen, sondern lediglich das gleiche Antigen. Beim ersten Antigenkontakt wird die Primärantwort ausgelöst, bei der es über eine Kette von Ereignissen zur klonalen Expansion und Differenzierung der B-Zellen zu Plasmazellen kommt. Ein Teil der dabei entstehenden Zellen entwickelt sich zu IgM-produzierenden Plasmazellen, der andere Teil aber erhält durch die T-Zell-Hilfe die Fähigkeit zum Antikörperklassenwechsel und zur anschließenden Differenzierung zu Gedächtnis- oder Plasmazellen der anderen Antikörperklasse mit einer hohen Affinität zu ihrem Antigen.

Die T- und B-Zellen sind nach einem bereits erfolgten Pathogenkontakt, also der Primärantwort, in der Lage, eine schnellere, effektivere und vor allen Dingen spezifischere Immunantwort auszubilden. Dies wird vor allem durch die Differenzierung spezieller Gedächtniszellen ermöglicht, welche die so genannte Sekundärantwort einleiten. Diese Eigenschaft bildet einen effektiven Schutz vor Reinfektionen und die Grundlage der aktiven Immunisierung durch Vakzination (Impfung).

Ein Organismus ist stets darauf bedacht, potenziell gefährliche und autoreaktive T- und B-Zellen unschädlich zu machen. Man unterscheidet die zentrale Toleranz oder negative Selektion, insbesondere während der Reifung von T- und B-Zellen, von der peripheren Toleranz, bei der die Kontrolle der Lymphozytenaktivierung unter anderem über kostimulatorische Signale erreicht wird. Die Kontrolle einer überschießenden Immunantwort sowie die Regulation der Homöostase der Leukozyten sind wichtige Kontrollpunkte zur Vermeidung von Autoreaktivität. Ein Kontrollmechanismus zur Vermeidung überschießender autoreaktiver Immunreaktionen ist der so genannte „aktivierungsinduzierte Zelltod"

(„activation induced cell death“). Eine autoreaktive Immunzelle wird im Organismus repetitiv durch das entsprechende körpereigene Protein mittels TZR/CD3-Signalleitung stimuliert. In Folge dieser Stimulation regulieren T-Zellen die Expression von Fas-Liganden hoch, was die Zellen dazu bringt, sich gegenseitig mittels Fas/Fas-L-Interaktion in den extrinsischen Weg der Apoptose zu treiben (19, 27, 53).

Abschließend lässt sich sagen, dass das angeborene und das adaptive Immunsystem nicht als strikt getrennte Systeme aufgefasst werden können. Vielmehr gibt es zahlreiche Schnittstellen, die für eine enge Verzahnung beider Systeme sorgen. Die verschiedenen Bestandteile des Immunsystems bedingen sich folglich gegenseitig. Erst durch ein gut koordiniertes Zusammenspiel der angeborenen und der adaptiven Immunabwehr wird die komplexe Immunreaktion des Körpers ermöglicht. Auf diese Weise wird ein effizientes, perfekt abgestimmtes, zeitlich koordiniertes und vielschichtiges Netzwerk zur Abwehr möglicher Gefahren ausgebildet.

2.4 Die Natürliche Killerzelle

Die Natürlichen Killerzellen (NK-Zellen) stammen von der lymphoiden Zellreihe der Hämatopoese ab. Bei ca. 5-10 % der mononukleären Zellen des Blutes handelt es sich um NK-Zellen. Als wichtige Effektorzellen des angeborenen Immunsystems tragen sie zur frühzeitigen Erkennung von Infektionen bei, eliminieren virusinfizierte bzw. entartete Körperzellen und helfen dabei, den Wirtsorganismus vor diversen Gefahren zu warnen. Die Aktivierung der NK-Zellen unterscheidet sich grundlegend von der der T- oder B-Lymphozyten. NK-Zellen werden über pathogene Substanzen, Zytokine wie Typ-I-Interferone, IL-15 und IL-12 oder über NK-Rezeptor-Liganden-tragende Zellen aktiviert.

Aktivierte NK-Zellen sind zum direkten Angriff gegen virusinfizierte oder entartete Zellen befähigt (12, 57). Der Angriff gegen die Zielzelle erfolgt durch die Freisetzung von Perforin und Granzym aus lytischen Granula (64). Das porenbildende Perforin permeabilisiert die Zielzellen, wodurch dem Granzym das Eindringen in das Zellinnere ermöglicht wird. Granzyme wiederum sind Serin-Proteasen, die die apoptotische Caspase-Kaskade in Gang setzen und den programmierten Zelltod einleiten. Außerdem regulieren die NK-Zellen die Expression von Fas-L, TNF-α und TRAIL auf ihrer Oberfläche hoch. Diese Moleküle lösen nach Bindung an den passenden Rezeptor (Fas-Rezeptor, TNF-Rezeptor I, TRAIL-Rezeptor) den extrinsischen Apoptosevorgang der Zielzelle aus.

Für den reibungslosen Ablauf des zytotoxischen Prozesses bedarf es außer der Exozytose noch der Bildung einer immunologischen Synapse und der Polarisierung der NK-Zelle über ein intaktes Zytoskelett. Nur auf diese Weise kommt es zur zielgerichteten Freisetzung des Perforins bzw. Granzyms und zur korrekten Interaktion der NK-Zelle mit ihrer Zielzelle (77). Darüber hinaus setzen NK-Zellen Zytokine frei, wodurch sie sich an der Koordination der angeborenen und adaptiven Immunantwort beteiligen. Durch die Sekretion von beispielsweise IFN-γ aktivieren sie indirekt Makrophagen, was diese zur Bekämpfung phagozytierter Mikroorganismen mit Hilfe von Sauerstoffradikalen („respiratory burst") befähigt. Die Rezeptoren der NK-Zellen sind keimbahnkodiert und können in zwei Großgruppen, die aktivierenden und die hemmenden Rezeptoren unterteilt werden (70).

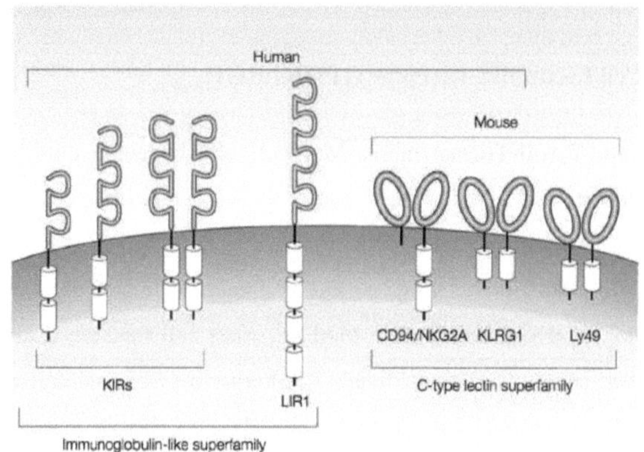

Überblick über die hemmenden NK-Zell-Rezeptoren des Menschen und der Maus (108).

Der Aktivierungsgrad einer NK-Zelle ergibt sich aus der Verrechnung der auf die Zelle einwirkenden aktivierenden und hemmenden Signale. Wie bei einer Balkenwaage kommt es darauf an, ob die aktivierende oder die hemmende Waagschale stärker gefüllt ist. Das Erreichen eines gewissen Schwellenwertes führt zur Aktivierung der NK-Zelle und damit zur Lyse der Zielzelle.

Die Liganden der aktivierenden Rezeptoren können beispielsweise Moleküle sein, die von mikrobiell infizierten, geschädigten und gestressten Zellen exprimiert werden. Auf diese Weise wird der NK-Zelle eine von diesen Zellen ausgehende Gefahr signalisiert („induced self recognition") (28). Zudem können auf Körperzellen auch durch das Pathogen selbst kodierte Moleküle von NK-Zell-Rezeptoren erkannt werden („microbial non-self recognition") (69). Die Liganden der hemmenden Rezeptoren binden zudem an körpereigene

Moleküle wie beispielsweise an die auf allen kernhaltigen Zellen vorkommenden MHC-Klasse-I-Moleküle. Diese Interaktion dient unter anderem dazu, die Autoaggressivität der NK-Zellen zu kontrollieren. Darüber hinaus können über die Messung der Expressionsdichte von MHC-I-Molekülen bzw. deren Abwesenheit virusinfizierte und entartete Zellen aufgespürt werden. Es kommt vor, dass derartige Zellen ihre MHC-I-Expression herunterregulieren („missing self recognition"), um der Erkennung und Eliminierung durch $CD8^+$-T-Zellen zu entgehen. Auf diese Art entkommen sie zwar der T-Zell-Kontrolle, werden aufgrund des Mangels an hemmenden Signalen jedoch im selben Moment zu Zielzellen für NK-Zell-Attacken (20, 55, 61, 119).

2.5 Der „Killer Cell Lectin-like Receptor G1" (KLRG1)

Das KLRG1 ist ein Typ-II-Transmembran-Molekül, was bedeutet, dass sein N-Terminus intrazellulär lokalisiert ist. Es gehört zur Familie der C-Typ-Lektine und wurde bisher bei Ratten, Mäusen und Menschen näher beschrieben.
Das Molekül wurde 1988 durch Ortega Soto und Israel Pecht auf der Rattenmastzelllinie RBL-2H3 entdeckt. Es erhielt den Namen MAFA („mast cell function-associated antigen"), da es nach Kreuzvernetzung über monoklonale Antikörper die Serotoninfreisetzung durch den hoch affinen IgE-Rezeptor FcεRI hemmen konnte (41, 78). Kurze Zeit später wurden die Gene des murinen MAFA-Homologs (mMAFA) (14, 45) und des humanen MAFA-ähnlichen Rezeptors (MAFA-L) (21, 60) von verschiedenen Arbeitsgruppen kloniert. Bei weiteren Untersuchungen konnte keine Expression des MAFA-Homologs auf murinen bzw. humanen Mastzellen festgestellt werden, sodass eine Umbenennung in KLRG1 („killer cell lectin-like receptor G1") durchgeführt wurde (14, 45, 113). Des Weiteren konnte gezeigt werden, dass die Homologie zwischen murinem KLRG1 zu MAFA ca. 80 %, die des humanen KLRG1 zu MAFA hingegen nur ca. 54 % beträgt (14). Abgesehen von strukturellen Unterschieden weisen die murinen und humanen KLRG1-Äquivalente unterschiedliche Gen-Lokalisationen auf. Das humane KLRG1-Gen wird im NK-Genkomplex kodiert, im Gegensatz dazu liegt das murine Homolog etwa 2 cM entfernt (21, 112, 120).
Das nächste Interesse galt der Suche nach Zellen, die im murinen und humanen System eine signifikante KLRG1-Expression aufweisen. In Mensch und Maus konnte KLRG1 auf aktivierten T-Zellen, T-Gedächtniszellen und NK-Zellen, nicht aber auf anderen Leukozyten einschließlich der Mastzellen gefunden werden (11, 14, 45, 87, 88, 111, 113). Darüber hinaus

wird KLRG1 auf Subpopulationen von humanen γ/δ-T-Zellen (30) und regulatorischen $CD4^+$-T-Zellen der Maus exprimiert (9). Bei näherer Betrachtung der humanen Expressionsmuster zeigte sich, dass rund 50-80 % der $CD56^{dim}$-NK-Zellen, ca. 40 % der $CD8^+$- und ca. 20 % der $CD4^+$-αβ-T-Zellen KLRG1-positiv sind (113).

Ähnlich wie bei anderen hemmenden NK-Zell-Rezeptoren beschränkt sich die KLRG1-Expression in adulten Lymphozyten des peripheren Blutes auf T- und NK-Zellen, die bereits Kontakt zu ihrem Antigen hatten. KLRG1 wird in Mensch und Maus folglich hauptsächlich von Zellen mit einem ausgereiften Phänotyp exprimiert, von Zellen also, die sich dem Ende ihrer Differenzierung nähern (46, 48, 113).

Die $KLRG1^+$-αβ-TZR^+-$CD8^+$-T-Zellen von Mensch und Maus zeigten einen Effektor- oder Effektorgedächtnis-Phänotyp (10, 113). KLRG1-positive T-Zellen sind also in der Lage, ihre Effektorzellfunktionen in Form von Zytokinsekretion und Zielzelllyse auszuüben, sie sind gleichzeitig aber in ihrer proliferativen Kapazität eingeschränkt. Einige Ergebnisse deuteten in diesem Sinne darauf hin, dass KLRG1 ein Marker für die so genannte replikative Seneszenz der Zelle ist (111, 113). Überraschenderweise waren im relativ homogenen Pool an naiven T-Zellen des menschlichen Nabelschnurblutes ca. 30 % der $CD4^+$- und ca. 20 % der $CD8^+$-αβ-T-Zellen KLRG1-positiv (65).

Bei Mäusen, die unter speziellen pathogenfreien Bedingungen (SPF) gehalten wurden, exprimierten ca. 30-50 % der NK-Zellen, jedoch nur ca. 2-10 % der αβ-T-Zellen KLRG1 (38, 45). Bei Infektion der SPF-Mäuse mit verschiedenen Viren, wie zum Beispiel LCMV, VSV, MCMV, oder mit Parasiten kam es zu einer drastischen Zunahme der KLRG1-Expressionsrate. Es wurden bis zu ca. 50 % der murinen $CD8^+$-T-Zellen KLRG1-positiv (113). Auch im Falle der NK-Zellen ergab sich eine erhöhte Expression von KLRG1, die sich im Laufe von ca. 4 Wochen normalisierte (87). Darüber hinaus erhöhte eine repetitive Antigenstimulation die Expression von KLRG1 auf virusspezifischen $CD8^+$-T-Zellen der Maus. Ein entsprechendes Korrelat konnte ebenfalls für humane virusspezifische $CD8^+$-T-Zellen gefunden werden. Diese waren vor allem bei Infektionen mit persistierenden Erregern wie beispielsweise CMV, EBV und HIV KLRG1-positiv (107, 111).

Zusammenfassend kann man sagen, dass sich die KLRG1-Expression auf murinen T- und NK-Zellen nach viralen, bakteriellen und parasitären Infektionen dramatisch erhöht (86-88, 111). Der größte Teil der virusspezifischen humanen $CD8^+$-T-Zellen ist bei chronischen Infektionen, weniger bei akuten Infekten KLRG1-positiv (49, 107).

Die KLRG1-Expression von $CD8^+$-T-Zellen konnte durch den Transkriptionsfaktor T-bet beeinflusst werden. T-bet spielt für die Entstehung der TH-1-Antwort und damit der zellvermittelten Abwehr eine wichtige Rolle. Die Expression von T-bet wird durch die Konzentration an inflammatorischen Zytokinen, in diesem Zusammenhang insbesondere IL-12 reguliert. IL-12 induziert eine hohe T-bet-Expression, wodurch in $CD8^+$-T-Zellen KLRG1 hoch- und IL-7R herunterreguliert wird. Im Ergebnis erhält man Zellen vom Phänotyp einer kurzlebigen Effektorzelle (43, 52). Die KLRG1-Expression kann daher dazu verwendet werden, „short-lived" Effektorzellen von „long-lived" Gedächtniszell-Vorläufern zu unterscheiden (52). Die KLRG1-Expression scheint nicht nur in $CD8^+$-T-Zellen, sondern auch in NK-Zellen durch den Transkriptionsfaktor T-bet beeinflusst zu werden (48).

Trotz des verbreiteten Gebrauchs von KLRG1 als Markermolekül der Lymphozyten-Differenzierung ist seine physiologische Funktion bis heute weitgehend unverstanden. Bevor die physiologische Relevanz und die Funktion von KLRG1 genauer studiert werden konnten, war es jedoch notwendig, den natürlichen Liganden des KLRG1 zu finden. Kürzlich konnten durch unsere und durch weitere Arbeitsgruppen die Liganden des murinen und humanen KLRG1-Moleküls identifiziert werden: E-, R- und N-Cadherin, Mitglieder der klassischen Cadherin-Familie (38, 51, 92, 106).

Betrachtet man den zytoplasmatischen Teil des humanen KLRG1, so findet man ein singuläres klassisches ITIM. Das ITIM des murinen KLRG1 hingegen besitzt eine atypische Aminosäuresequenz und eine zusätzliche SH3-Bindungsdomäne, die im humanen KLRG1 nicht enthalten ist (41, 42, 45). Der strukturelle Aufbau impliziert also bereits die hemmende Qualität des Moleküls. In bestimmten experimentellen Aufbauten wurde die Hemmung von T- und NK-Zell-Funktionen bei der KLRG1- und E-Cadherin-Interaktion beobachtet (38, 51, 106). Für das KLRG1-Homolog MAFA in der Rattenmastzelllinie RBL-2H3 konnte eine hemmende Funktion nachgewiesen werden (2). Robbins et al. (86) konnten für eine murine KLRG1-überexprimierende NK-Zelllinie mittels KLRG1-Kreuzvernetzung ebenfalls eine hemmende Funktion zeigen. Bis zum jetzigen Zeitpunkt konnten diese Daten aber weder durch unsere noch durch eine andere Arbeitsgruppe unter physiologischeren Bedingungen, beispielsweise mit ex-vivo-isolierten NK- oder $CD8^+$-T-Zellen, bestätigt werden. Für humane NK-Zellen konnte dagegen durch unsere Arbeitsgruppe gezeigt werden, dass die zytolytische Aktivität frisch isolierter humaner NK-Zellen durch die Expression von E-Cadherin auf K562-Zielzellen signifikant reduziert wird (92).

Die Ergebnisse dieser Studien lassen vermuten, dass KLRG1-positive Lymphozyten eine erhöhte Aktivierungsschwelle besitzen, über die in E-, R- oder N-Cadherin-positiven Geweben immunpathologische Prozesse vermindert werden können (20, 23). Ferner könnte KLRG1 eine wichtige Rolle für die so genannte „Tumor Immunosurveillance" spielen.

Vergleichbar dem Modell der „missing self recognition“ für hemmende, MHC-I-bindende NK-Zell-Rezeptoren wie beispielsweise Ly49s und KIRs (23, 92). Bei KLRG1 handelt es sich allerdings um eine MHC-unabhängige „missing self recognition“ durch einen hemmenden NK-Zell-Rezeptor.
Cadherine sind für die Zell/Zell-Adhäsionen von Epithelien von großer Bedeutung. Es ist bekannt, dass humanes E-Cadherin bei der Entstehung von epithelialen Tumoren (beispielsweise Brustkrebs und gastrointestinale Tumore) häufig mutiert oder seine Expression supprimiert wird. Den Tumorzellen wird dadurch das Verlassen des Zellverbundes im Sinne der Gewebeinvasion und Metastasierung ermöglicht (26, 44, 66, 74, 98, 110). Diese tumorassoziierten E-Cadherin-Mutationen beeinflussen allerdings auch die Bindung des E-Cadherins an KLRG1. Der Verlust der Bindungsfähigkeit von mutiertem E-Cadherin an KLRG1 führt zum Verlust des hemmenden Einflusses des E-Cadherins auf die KLRG1-positive NK-Zelle. Dies wiederum macht Tumorzellen, die Mutationen des E-Cadherin tragen bzw. E-Cadherin supprimieren, anfälliger für eine NK-Zell-vermittelte Lyse (92). Auf diesem Wege könnte das KLRG1/E-Cadherin-System dazu dienen, potenziell metastasierende, epitheliale Tumore mit auffälliger Expression von E-Cadherin zu detektieren und unschädlich zu machen (20, 23).
Intrazellulär werden die hemmenden KLRG1-vermittelten Effekte vermutlich durch das ITIM weitergeleitet (83, 106). Trotzdem wurde die funktionelle Relevanz dieses Motivs noch nicht im Kontext der KLRG1-Ligation mit seinem natürlichen Liganden untersucht. Wie bereits erwähnt besitzt humanes KLRG1 ein singuläres klassisches ITIM. Es konnte gezeigt werden, dass dieses ITIM essentiell für die Bindung diverser Phosphatasen und damit die für die Signalweiterleitung entscheidende Struktur ist. Für die Signalleitung rekrutiert KLRG1 zum einen die Phosphatase SHIP-1 („SH2-domain-containing inositol polyphosphate 5'-Phosphatase“) und zum anderen SHP-2 („SH2-domain containing phosphotyrosine phosphatase 2“), jedoch nicht SHP-1 („SH2-domain containing phosphotyrosine phosphatase 1“) (106).
Der Einfluss der Interaktion von humanem KLRG1 mit humanem R- oder N-Cadherin auf NK-Zellen konnte zwar noch nicht gezeigt werden, dennoch ist KLRG1 im humanen System bereits recht gut als ein feinmodulatorischer, hemmender Rezeptor beschrieben. Im murinen System konnte die Signalqualität von KLRG1 trotz des ITIMs und des naheliegenden hemmenden Charakters sowohl in vitro als auch in vivo bisher nicht abschließend geklärt werden. Darüber hinaus wurde die funktionelle Relevanz des ITIMs noch nie im Kontext der KLRG1-Ligation mit seinem natürlichen Liganden E-Cadherin untersucht. Ferner konnte

bisher nicht geklärt werden, ob die Interaktion von KLRG1 mit Cadherinen per se in der Lage ist, hemmende Effekte zu vermitteln, oder ob es der Ko-Ligation, also der räumlichen Nähe des aktivierenden und des KLRG1-Signals bedarf. Trotz aller Erkenntnisse ist auch weiterhin die genaue physiologische Funktion von KLRG1 auf NK-Zellen, $CD4^{+}$- und $CD8^{+}$-T-Zellen sowohl im murinen als auch im humanen System unbekannt.

2.6 E-Cadherin

Bei E-Cadherin handelt es sich um ein Zelladhäsionsmolekül, weshalb zuerst ein grober Überblick über die Klassen dieser Moleküle gegeben werden soll. Im Allgemeinen sind Zelladhäsionsmoleküle essentiell für die Bildung funktioneller Zellverbände und sichern damit auch die Grundlage der Gewebe- und Organstruktur. Des Weiteren sind sie an morphoregulatorischen Prozessen wie der Zelldifferenzierung, der Zellwanderung, der Gewebebildung, Umlagerungen von Gewebe, der Tumorzell-Invasion und der Metastasierung beteiligt. Mittlerweile wurden zahlreiche Zelladhäsionsmoleküle beschrieben und in vier große Protein-Familien eingeteilt: Die Immunoglobulin-ähnliche Protein-Familie, die Integrin-Familie, die Cadherin-Familie und die Selectin-Familie.
Während der letzten Jahrzehnte konnten zahlreiche Mitglieder dieser Protein-Familien in ihrer Funktion und Struktur näher charakterisiert und darüber hinaus weiter klassifiziert werden. Die vorliegende Arbeit beschäftigt sich unter anderem mit E-Cadherin, daher wird im Folgenden insbesondere auf die Cadherin-Familie näher eingegangen.
Die Cadherine bilden ihrerseits eine große Superfamilie aus mindestens sechs Unterfamilien. Diese Einteilung erfolgte im Wesentlichen auf der Basis unterschiedlicher Kombinationen von Proteindomänen, der genomischen Struktur an sich und der phylogenetischen Analyse der Proteinsequenz. Diese Unterfamilien beinhalten klassische Typ-I-Cadherine, atypische Klasse-II-Cadherine, Desmocolline, Desmogleine, Protocadherine und Flamingo-Cadherine.
Cadherine sind zu einer von Kalzium abhängigen homophilen Zell/Zell-Interaktion befähigt. Über diese werden wiederum eine selektive Zell/Zell-Erkennung und Adhäsion vermittelt (40, 84, 99-101). Ihre Expression scheint während der Entwicklung sehr streng reguliert zu sein. Jeder Gewebe- bzw. Zelltyp besitzt eine charakteristische Zusammenstellung aus Cadherin-Molekülen. Eine falsche Regulation dieser streng regulierten Cadherin-Expressionshöhe oder eine fehlerhafte Funktion des Moleküls selbst konnte in mehreren humanen Tumoren beobachtet werden. Diese Prozesse führten in vielen Fällen sowohl zu einer verstärkten

Tumorzell-Invasion in benachbarte Organe als auch zu einer gesteigerten lymphogenen und hämatogenen Metastasierung (26, 44, 66, 74, 98, 110).

1983 wurde E-Cadherin von Gallin et al. (33) als erstes Mitglied der Cadherin-Superfamilie im Huhn als L-CAM beschrieben. 1986 entdeckten von Schuh et al. (91) das E-Cadherin-Homolog der Maus, das sie als Uvomorulin bezeichneten. Kurze Zeit später folgten P-Cadherin, N-Cadherin (76) und zahlreiche andere, sodass die Cadherin-Superfamilie im Laufe der Zeit auf heute mehr als 50 Mitglieder in Vertebraten und Invertebraten anwuchs.

E-Cadherin ist ein 120 kDa transmembranes Glykoprotein und gehört zur Familie der klassischen Cadherine (85). Klassische Cadherine haben eine baukastenartige Struktur aus 5 Ig-ähnlichen extrazellulären Domänen (EZD) von je etwa 110 Aminosäuren. Die EZD zeichnen sich durch ihre interne Sequenz-Homologie und ein konserviertes Ca^{2+}-Ionen-Bindungsmotiv aus. Sie besitzen eine transmembranäre Region und eine hoch konservierte zytoplasmatische Domäne.

Die dreidimensionale Struktur der ersten Ektodomäne des N-Cadherins und der ersten beiden Ektodomänen des N- und E-Cadherins konnten mit Hilfe von kristallografischen Methoden und nuklearer Magnetresonanz-Analyse entschlüsselt werden (73, 81, 94, 102). Die Ektodomänen und infolgedessen das gesamte Molekül werden durch Ca^{2+}-Ionen stabilisiert. In Abwesenheit von Ca^{2+} besitzen Cadherine eine ungeordnete Struktur und sind nicht mehr in der Lage, eine stabile Konformation auszubilden. Die Folge ist eine gestörte Funktion der Cadherine (81). Bei den 4 extrazellulären Domänen EZD1 bis EZD4 handelt es sich genauer betrachtet um 4 homologe und eine etwas weniger verwandte basale, also nahe an der Zellmembran gelegene Domäne EZD5 (13, 97). Die Domänen 1 bis 4 sind typisch für die verschiedenen Cadherin-Moleküle und besitzen bezüglich ihrer Anzahl eine große Variationsbreite von beispielsweise 4 Domänen bei klassischen Cadherinen bis hin zu 34 Domänen (29).

Die konservierte carboxyterminale Zytodomäne eines klassischen Typ-I-Cadherins besitzt eine p120-Catenin- und eine β-Catenin-Bindungsseite für die entsprechenden zytoplasmatischen Proteine (105, 116). Schließlich interagiert der molekulare Komplex über β-Catenin mit α-Catenin und dies wiederum mit Proteinen des Zytoskeletts wie zum Beispiel Aktinfilamenten (1, 56, 79). Die intrazellulären Domänen sind unter den verschiedenen Mitgliedern der Unterfamilien nahezu identisch.

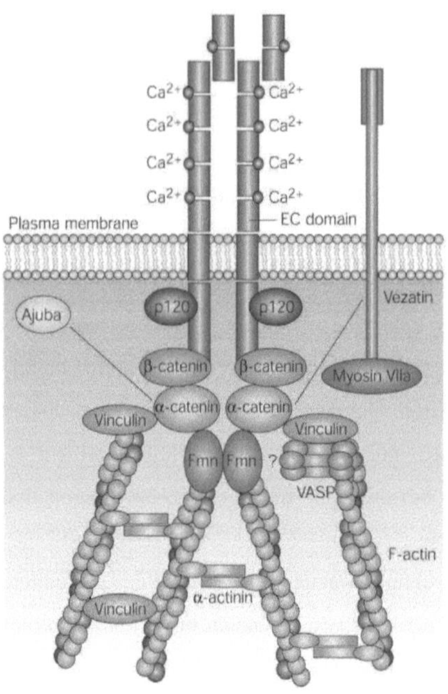

Schematische Darstellung des E-Cadherins und seiner zytoplasmatischen Adaptermoleküle (58).

Über die rein strukturell beschreibende Ebene hinaus beschäftigten sich zahlreiche Arbeitsgruppen mit der Funktion der Cadherine. Die Verbindung zwischen Cadherinen und dem Zytoskelett erlaubt beispielsweise die Ansammlung von Cadherinen in so genannten Adhärens-Verbindungen. Dieser Prozess ist fundamental wichtig für die adhäsive Funktion von Zellen (40, 68, 96, 118).

Cadherine sind im Allgemeinen sehr wichtig für Prozesse der embryonalen Morphogenese und für die Initiation und Erhaltung der Gewebe-Architektur (39, 97). Die Beteiligung von E-Cadherin an Zell/Zell-Adhäsionen konnte unter anderem durch Transfektion von E-Cadherin-defizienten L-Fibroblasten mit einer kompletten E-Cadherin-cDNA von F9-Zellen gezeigt werden (72). E-Cadherin ist eines der bedeutendsten Moleküle der Zell/Zell-Adhäsion von Epithelgeweben. Aus diesem Grund findet es sich in großer Dichte auf der Oberfläche von Epithelzellen (39).

Darüber hinaus wurde im Rahmen von experimentellen Tumorzell-Analyse-Systemen intensiv an E-Cadherin geforscht. Es konnte gezeigt werden, dass E-Cadherin die Invasion von Tumorzellen unterdrücken und damit als Tumorzell-Invasions-Suppressor wirken kann (31). Ein Verlust des Tumorsuppressor-Proteins E-Cadherin führt zu einer erhöhten Invasion und Metastasierung von Tumoren (26, 44, 66, 74, 98, 110). In humanen Tumoren konnten beispielsweise Mutationen des E-Cadherin-Gen-Komplexes beobachtet werden, insbesondere in Tumoren wie dem invasiv lobulären Mammakarzinom und dem Magenkarzinom vom diffusen Typ (8, 67). Ferner deutet der Verlust von E-Cadherin während der In-situ-Phase der Entwicklung eines lobulären Mammakarzinoms an, dass E-Cadherin ein Tumorsuppressor-Protein darstellt (114). Bekräftigt wird diese Beobachtung auch durch die Tatsache, dass in der Keimbahn von Familien mit einer hohen Frequenz an Early-onset-Magenkarzinomen häufig Mutationen des E-Cadherins gefunden werden (35).

Eine weitere wichtige Aufgabe von E-Cadherin könnte darin bestehen, sein Adaptermolekül, das β-Catenin, an der Plasmamembran zu fixieren. Der Verlust von E-Cadherin führt zur Translokation des β-Catenins in den Kern. Das kernständige β-Catenin ist nun in der Lage, mit verschiedenen Transkriptionsfaktoren, wie zum Beispiel LEF-1 in Mäusen und XTcf-3 im Krallenfrosch Xenopus laevis, zu interagieren (7). Auf diesem Wege könnten verschiedene Zielgene aktiviert oder gehemmt werden, über die β-Catenin und damit auch E-Cadherin in Signalleitungswege der Embryogenese, Organogenese und Tumorgenese verwickelt sind (25).

Abgesehen von E-Cadherin wurde der Aufgabe anderer Cadherine bisher eher wenig Beachtung geschenkt, es existieren jedoch zahlreiche interessante Beobachtungen. So zeigte sich beispielsweise in E-Cadherin-supprimierten Tumorzellen eine erhöhte Expression für die Cadherine 4, 6, 11 und N-Cadherin, was zum Erhalt der Zellbeweglichkeit beitragen könnte (50).

Die meisten Cadherin-abhängigen interzellulären Wechselbeziehungen bestehen zwischen Zellen gleichen Ursprungs wie beispielsweise Epithelzellen, die sich über eine homophile Interaktion von E-Cadherin miteinander verbinden (40, 84). Durch die Gruppe um M. C. Udey konnte jedoch auch eine Wechselbeziehung zwischen Leukozyten (Langerhans-Zellen) und Epithelzellen gezeigt werden (15). Langerhans-Zellen entwickeln sich aus Knochenmarkszellen und begeben sich als ortsansässige Zellen in das Stratum basale der Epidermis, um dort Antigene aufzunehmen. Langerhans-Zellen zeigen eine hohe Expression von E-Cadherin und gehen mit Hilfe dieser Adhäsions-Moleküle eine gezielte Bindung mit Keratinozyten ein (15, 103). Aktivierte Langerhans-Zellen sind in der Lage, ihre E-Cadherin-Expression herunterzuregulieren um sich aus dem Zellverband der Keratinozyten zu lösen. Sie verlassen dann die Epidermis und wandern zum nächstgelegenen Lymphknoten, wo sie naive T-Zellen für eine weitere Immunantwort aktivieren können (4, 93).

Wie bereits erwähnt, vermittelt E-Cadherin von Kalzium abhängige homophile Zell/Zell-Adhäsions-Prozesse in epithelialen Geweben. Die ersten beiden externen Domänen sind für diese homophile cis- und trans-Interaktionen verantwortlich (84). Die heterophile Bindungsseite des E-Cadherins an das Integrin CD103/$\alpha_E\beta_7$ – exprimiert auf verschiedenen T-Lymphozyten – wurde ebenfalls der EZD 1 zugeordnet. Über diese Interaktion werden T-Zell-Homing-Prozesse vermittelt und die Adhäsion an E-Cadherin-positive Epithelzellen ermöglicht (22, 104).

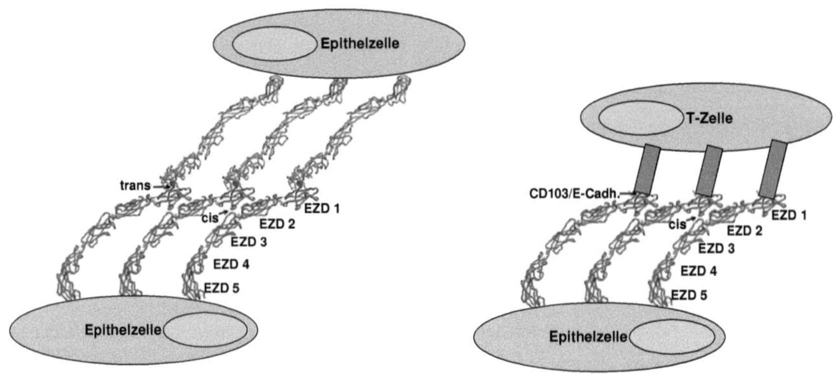

Schematische Darstellung der homophilen cis- und trans-Interaktion des E-Cadherins bzw. der heterophilen Interaktion mit dem Integrin CD103. Modifizierte Abbidlung nach Boggon et al. (17).

Takeuchis Arbeitsgruppe konnte zeigen, dass für die homophile Interaktion von humanem E-Cadherin die EZD 1 bis 4 von Bedeutung sind (95). Diese Beobachtungen decken sich mit dem bereits erwähnten Sachverhalt, dass Mutationen im Exon 8 und 9, die mit der EZD 2 und 3 korrespondieren, häufig in metastasierenden Magenkarzinomen des diffusen Typs zu beobachten sind (6, 34, 47, 80). Diese Mutationen tragen durch die Behinderung der Zell/Zell-Interaktionen folglich zu einer leichteren Tumorzellstreuung bei. Die tumorassoziierten E-Cadherin-Mutationen beeinflussten allerdings auch die Bindung des E-Cadherins an KLRG1. Dies wiederum machte die Tumorzellen anfälliger für eine NK-Zell-vermittelte Lyse. Dieser Vorgang ist mit dem Modell der „missing self recognition“ für hemmende, MHC-I-bindende NK-Zell-Rezeptoren wie beispielsweise Ly49s und KIRs vergleichbar (23, 92).

Bisher konnte zwar gezeigt werden, wie tumorassoziierte Mutationen des E-Cadherins die Interaktion mit KLRG1 beeinträchtigen (92), die strukturellen Voraussetzungen und essentiellen Domänen für die KLRG1-Bindung wurden aber noch nicht gründlich untersucht. Insbesondere ist unbekannt, ob die Domänen 1 und 2 des E-Cadherins – die für eine homophile cis- und trans-Interaktion und für die heterophile Interaktion mit dem Integrin CD103/$\alpha_E\beta_7$ notwendig sind – auch die KLRG1-Bindung vermitteln.

3. Fragestellung

Trotz aller Erkenntnisse bleibt auch weiterhin die genaue physiologische Funktion von KLRG1 auf NK-Zellen, $CD4^+$- und $CD8^+$-T-Zellen sowohl im murinen als auch im humanen System unbekannt. Die Zielsetzung der vorliegenden Arbeit bestand darin, mehr über die strukturellen und die funktionellen Aspekte der Interaktion von murinem KLRG1 mit seinem natürlichen Liganden E-Cadherin zu erfahren und Ideen über die physiologische Funktion des Moleküls zu entwickeln.

Im humanen System konnte KLRG1 bereits recht gut als feinmodulatorischer hemmender Rezeptor charakterisiert werden. Im murinen System bestand hier mit Sicherheit noch Handlungsbedarf. Besonderes Interesse galt daher der Evaluation der KLRG1-vermittelten Signalqualität. Trotz des ITIMs und der naheliegenden hemmenden Wirkung konnte die genaue Funktion von murinem KLRG1 sowohl in vitro als auch in vivo bisher nicht abschließend geklärt werden.

Zur Lösung dieser Fragestellung wurde zunächst ein sehr stabiles und gut zu kontrollierendes In-vitro-System etabliert. Anschließend wurde die Frage anhand verschiedener funktioneller Parameter wie beispielsweise CD3/TZR-vermittelter Aktivierung des Transkriptionsfaktors NFAT, Activation-Induced Cell Death (AICD), CD95-Ligand-vermittelte Zelllyse und Zellteilungsaktivität untersucht. Darüber hinaus galt es zu klären, ob die Interaktion von KLRG1 mit Cadherinen per se in der Lage ist, hemmende Effekte zu vermitteln, oder ob die Hemmung der Ko-Ligation, also der räumlichen Nähe des aktivierenden und des KLRG1-Signals bedarf.

Des Weiteren wurde in der vorliegenden Arbeit ein funktioneller Versuchsaufbau zur Identifizierung der essentiellen Bindungs-Domänen von E-Cadherin und zur Klärung der Rolle des ITIMs von KLRG1 verwendet. Darüber hinaus wurde die funktionelle Relevanz dieses Motivs erstmalig im Kontext der KLRG1-Ligation mit seinem natürlichen Liganden E-Cadherin untersucht.

Ferner sollte geklärt werden, ob den hemmenden KLRG1-vermittelten Effekten insbesondere in inflammatorischen Geweben wichtige physiologische Funktionen wie beispielsweise die Reduktion immunpathologischer Prozesse zukommen könnten.

4. Material und Methoden

4.1 Material

4.1.1 Mäuse

C57BL/6-Mäuse wurden von Harlan Winkelmann (Borchen, Deutschland) bezogen. Thy 1.1^+ P14.TZR-tg-Mäuse (Linie 318) tragen einen transgenen TZR spezifisch für die Aminosäuren 33-41 des LCMV-Glykoproteins (GP33 Epitop) in Verbindung mit H-$2D^b$ (59). P14.KLRG1-doppeltransgene Mäuse stammen aus einer Verpaarung von P14.TZR-tg- mit B6.KLRG1-tg-Mäusen, die KLRG1-cDNA unter der Kontrolle des MHC-Klasse-I-Promotors exprimieren (24). Die P14.TZR-tg-KLRG1-k.o.-Maus wurde von Dr. David Vöhringer in der Arbeitsgruppe hergestellt (Inaugural-Dissertation 2001, „T cell mediated autoimmune hepatitis and characterization of the Killer Cell Lectin-like Receptor G1"). Kultiviert wurden die gewonnenen Zellen in IMDM-Kulturmedium mit β-Mercaptoethanol (siehe 4.1.3).

4.1.2 Zellen und Zelllinien

A5

A5-Zellen sind murine T-Zell-Hybridomazellen. Sie tragen den für das Peptid 111-119 des Influenza-Hämagglutinin-spezifischen TZR-Klon 14.3.d, präsentiert über das Klasse-II I-E^d MHC-Molekül. Zusätzlich besitzen die verwendeten A5-Zellen ein DNA-Konstrukt mit einer NFAT/GFP-Expressionskassette (5). Infolgedessen verfärben sich die Zellen nach TZR-Signalübertragung über eine GFP-Induktion grün. Kultiviert wurden die Zellen in IMDM-Kulturmedium (siehe 4.1.3).

A5-hKLRG1-Reporter

A5-Zellen wurden mittels Elektroporation mit einem chimären DNA-Konstrukt transduziert (92). Das Konstrukt kodiert für ein Fusionsprotein, das aus dem extrazellulären und transmembranären Teil des humanen KLRG1-Moleküls und dem intrazellulären Teil der CD3ζ-Kette des TZR besteht. Des Weiteren besitzen die Zellen eine NFAT/GFP-Expressionskassette. Die Bindung eines Liganden an den extrazellulären KLRG1-Teil des Fusionsproteins führt über das ITAM der CD3ζ-Kette und via NFAT-Signalleitung zur GFP-

Induktion. Kultiviert wurden die Zellen in IMDM-Zeocin-Selektivmedium mit 0,6 mg/ml Zeocin (siehe 4.1.3).

A5-mKLRG1-Reporter

A5-Zellen wurden retroviral mit einem chimären DNA-Konstrukt transduziert (89). Das Konstrukt kodiert für ein Fusionsprotein, das aus dem extrazellulären und transmembranären Teil des murinen KLRG1-Moleküls und dem intrazellulären Teil der CD3ζ-Kette des TZR besteht. Des Weiteren besitzen die Zellen eine NFAT/GFP-Expressionskassette. Die Bindung eines Liganden an den extrazellulären KLRG1-Teil des Fusionsproteins führt über das ITAM der CD3ζ-Kette und via NFAT-Signalleitung zur GFP-Induktion. Kultiviert wurden die Zellen in IMDM-Kulturmedium (siehe 4.1.3).

A5-mKLRG1

A5-Zellen wurden retroviral mit dem murinen KLRG1 transduziert. Kultiviert wurden die Zellen in IMDM-Kulturmedium (siehe 4.1.3).

A5-Y_7F-mKLRG1

A5-Zellen wurden retroviral mit einem mutierten KLRG1 transduziert. Bei dieser Mutante wurde das Tyrosin in Position 7, des einzigen atypischen ITIM, gegen ein Phenylalanin ausgetauscht (89). Kultiviert wurden die Zellen in IMDM-Kulturmedium (siehe 4.1.3).

L929

L929-Zellen sind murine Fibroblasten, die der H-2^k-Zelllinie entstammen (95). Kultiviert wurden die Zellen in DMEM-„high glucose“-Kulturmedium (siehe 4.1.3).

L929-hE-Cadherin

L929-Zellen wurden mit humanem E-Cadherin transfiziert (95). Kultiviert wurden die Zellen in DMEM-„high glucose“-G418-Selektivmedium mit 0,7 mg/ml G418 (siehe 4.1.3).

L929-hE-Cadherin Δ1 bis Δ5

L929-Zellen wurden mit verschiedenen Mutanten des humanen E-Cadherins mit Deletion des Exons 1, 2, 3, 4 oder 5 transfiziert (95). Kultiviert wurden die Zellen in DMEM-„high glucose“-G418-Selektivmedium mit 0,7 mg/ml G418 (siehe 4.1.3).

L929-I-E^d-Zellen

L929-Zellen wurden mit dem Klasse-II I-E^d MHC-Molekül transfiziert (36). Kultiviert wurden die Zellen in DMEM-„high glucose"-HAT-Selektivmedium (siehe 4.1.3).

L929-I-E^d-mE-Cadherin

L929-I-E^d-Zellen wurden retroviral mit murinem E-Cadherin transduziert (89). Kultiviert wurden die Zellen in DMEM-„high glucose"-HAT-Selektivmedium (siehe 4.1.3).

HEK 293T

Adhärente, humane embryonale Nierenzellen aus einer primären embryonalen Niere wurden durch Adenovirus Typ 5 transformiert. Die Zellen exprimieren das „large T-Antigen" des SV40-Virus (37). Kultiviert wurden die Zellen in DMEM-„high glucose"-Kulturmedium (siehe 4.1.3).

L1210

Murine Lymphoblastenzelllinie, isoliert aus einer DBA-Sublinie 212 der Maus, die durch die Behandlung mit 0,2 % Methylcholanthren eine lymphozytäre Leukämie entwickelte. Die Zellen sind für die FasL-induzierte Apoptose nicht suszeptibel (32). Kultiviert wurden die Zellen in IMDM-Kulturmedium (siehe 4.1.3).

L1210-Fas

L1210-Zellen, die einen Expressionsvektor mit der Fas-cDNA besitzen und eine Neomycin-Resistenz tragen. Die Zellen sind für die Fas-L-induzierte Apoptose suszeptibel (90). Kultiviert wurden die Zellen in IMDM-G418-Selektivmedium mit 1 mg/ml G418 (siehe 4.1.3).

EL-4

Murine Thymomazellen (H-2^b). Kultiviert wurden die Zellen in IMDM-Kulturmedium (siehe 4.1.3).

4.1.3 Medien für die Zellkultur

IMDM-Grundmedium

IMDM (Gibco Life Technologies), gelöst in H_2O, 0,3 % $NaHCO_3$, pH 7,2

IMDM-Kulturmedium

IMDM-Grundmedium, 10 % hitzeinaktiviertes FKS (PAN Biotech), 2 mM L-Glutamin (PAN Biotech), 100 U/ml Penicillin/Streptomycin (Gibco/Invitrogen)

IMDM-Kulturmedium mit β-Mercaptoethanol

IMDM-Grundmedium, 10 % hitzeinaktiviertes FKS (PAN Biotech), 2 mM L-Glutamin (PAN Biotech), 100 U/ml Penicillin/Streptomycin (Gibco/Invitrogen), β-Mercaptoethanol 2 x 10^{-1}M (4.000 x) 125 µl auf 500 ml Medium (Merck)

IMDM-G418-Selektivmedium

IMDM-Kulturmedium, 1 mg/ml G418 (PAA Laboratories)

IMDM-Zeocin-Selektivmedium

IMDM-Kulturmedium, 0,6 mg/ml Zeocin (Invitrogen Life Technologies)

DMEM-„high glucose"-Grundmedium

DMEM (Biochrom, Berlin), gelöst in H_2O, 0,3 % $NaHCO_3$, 100 mM Natriumpyruvat (Biochrom)

DMEM „high glucose" Kulturmedium

DMEM-Grundmedium, 10 % hitzeinaktiviertes FKS (PAN Biotech), 2 mM L-Glutamin (PAN Biotech), 100 U/ml Penicillin/Streptomycin (Gibco/Invitrogen)

DMEM-„high glucose"-G418-Selektivmedium

DMEM-„high glucose"-Kulturmedium, 0,7 mg/ml G418 (PAA Laboratories)

DMEM-„high glucose"-HAT-Selektivmedium

DMEM-„high glucose"-Kulturmedium, 15 µg/ml Hypoxanthin, 0,2 µg/ml Aminopterin, 5 µg/ml Thymidin als Selektions-Agenzien

DMEM-Transfektionsmedium

DMEM-Grundmedium, 2 mM L-Glutamin (PAN Biotech)

SOC-Medium

10 ml SOB, 50 µl 2 M $MgCl_2$, 200 µl 20 % Glucose / Anwendung bei der Transformation kompetenter E. coli-Stämme

LB-Medium („luria bertani")

Hefeextrakt (5 g/l), NaCl (10 g/l), Trypton (10 g/l); pH 7 / zur Anzucht verschiedener E. coli-Stämme, bei Bedarf mit Selektions-Antibiotikum Ampicillin (50 µg/ml)

4.1.4 Puffer

PBS-Puffer

Phosphat buffered saline, NaCl (150 mM), $Na_2HPO_4 \cdot H_2O$ (6,5 mM), KCl (2,7 mM), KH_2PO_4 (1,5 mM)

FACS-Puffer (für Einzelzellsuspension)

PBS, 0,1 % Natrium Azid (Sigma), 2 % hitzeinaktiviertes Neugeborenen-Kalbserum (Gibco/Invitrogen)

MACS-Puffer

PBS, 0,5 % FKS, 2 mM EDTA

MoFlo-Puffer für Zellsorter

PBS, 2 % FKS

TE-Puffer

10 mM Tris-HCl (pH 8,0), 1 mM EDTA

Ladepuffer für DNA-Gel-Elektrophorese

0,25 % Bromphenolblau (25 mg), läuft gemeinsam mit 300 bp langer dsDNA, 0,25 % Xylenecyanol (25 mg), läuft gemeinsam mit 4 kbp langer dsDNA, 69,5 % destilliertes Wasser (7 ml), 30 % Glycerin (3 ml)

20 x TAE-Puffer

9,7 g Tris, 2,28 ml Eisessig (konz. Essigsäure), 4 ml 0,5 M EDTA (pH 8,0), 93,72 ml destilliertes Wasser; autoklaviert (entspricht 0,8 M TRIS, 2,2 % Eisessig, 20 mM EDTA)

Laufpuffer

TAE-Puffer (1 x)

4.1.5 Antikörper

α-Human-Antikörper	Klon	Isotyp	Firma
Maus α-Human-KLRG1 PE	13F12F2	Maus IgG2a; k	eigene Herstellung
Maus α-Human-KLRG1 Alexa 647	13F12F2	Maus IgG2a; k	eigene Herstellung
Maus α-Human-E-Cadherin PE	180224	Maus IgG2b	R&D Systems
Maus α-Human-E-Cadherin	SHE78-7	Maus IgG2a	Alexis Biochemicals

α-Maus-Antikörper	Klon	Isotyp	Firma
Syrischer Hamster α-Maus-KLRG1 PE	2F1	Hamster IgG	eigene Herstellung
Syrischer Hamster α-Maus-KLRG1 Alexa 647	2F1	Hamster IgG	eigene Herstellung
Ratte α-Maus-CD3ε	17A2	Ratte IgG2b; κ	BD Pharmingen
Hamster α-Maus-CD3ε (NA/LE)	145-2C11	Armenischer Hamster IgG1; κ	BD Pharmingen
Ratte α-Maus-CD8a FITC	53-6.7	Ratte IgG2a; κ	BD Pharmingen
Ratte α-Maus-CD8a PE	53-6.7	Ratte IgG2a; κ	BD Pharmingen
Ratte α-Maus-CD8a APC	53-6.7	Ratte IgG2a; κ	BD Pharmingen
Ratte α-Maus-Vα2-TZR PE	B 20.1	Ratte IgG2a; λ	BD Pharmingen

Ziege α-Maus IgG (H+L) PE	—	IgG	Caltag Laboratories

α-Ratte-Antikörper	Klon	Isotyp	Firma
Ziege α-Ratte IgG (H+L) PE	—	IgG	Caltag Laboratories

Isotypkontrollen	Klon	Isotyp	Firma
Syrischer Hamster IgG, Serum	Serum	Serum	Dianova

Hybridomaüberstände	Klon	Isotyp	Firma
Maus α-Human-KLRG1	13F12F2	Maus IgG2a; k	eigene Herstellung
Syrischer Hamster α-Maus-KLRG1	2F1	Hamster IgG	eigene Herstellung
Ratte α-Maus MHC-Klasse II (I-A), b, a, q Haplotyp + I-E$^{d/k}$	M5/114	IgG2b; κ	eigene Herstellung
Ratte α-Maus-E-Cadherin	ECCD-2	IgG	eigene Herstellung
Fc-Block Ratte α-Maus-CD16 / CD32	2.4.G2	IgG2b; κ	eigene Herstellung

4.1.6 Färbereagenzien

CFSE (5-Carboxyfluorescein-Diacetat-Succinimidyl-Ester, Molecular Probes)
CMTMR (5-(and-6)-(((4-chloromethyl)benzoyl)amino)tetramethylrhodamine, Molecular Probes, Eugene, OR)
Propidium Iodide (BD Pharmingen)
Ethidium Bromid (Sigma)

4.1.7 Bakterien

Z-Competent E. coli: Z-Competent E. coli Transformation Kit & Buffer Set: Zymo Research
Subcloning Efficiency E. coli: Invitrogen

TOP 10 E. coli: Invitrogen

4.1.8 Klonierungshilfen

pcDNA3.1/V5-His TOPO TA Expression Kit: Invitrogen
T4-DNA-Ligase: Fermentas
TOPO-Cloning Reaction: Invitrogen
Restriktionsenzyme und zugehörige Puffer: Fermentas
XhoI; SalI; NotI; BamHI; PstI; EcoRI; HindIII; MssI=PmeI; SacI

4.1.9 PCR-Zubehör

Taq-Polymerase, Taq-Puffer und Taq-Master: Eppendorf
Proof-Start-DNA-Polymerase und Proof-Start-Puffer: QIAGEN
dNTP: Eppendorf
DMSO (Dimethylsulfoxid): Merck

4.1.10 Gele

1 % Agarosegel zur Analyse von DNA-Fragmenten: 1 Agarose (PEQGOLD Universal Agarose; PEQLAB) in 100 ml TAE-Puffer; 12 µl Ethidium Bromid (10 mg/ml) auf 100 ml Agarosegel zur Endkonzentration von 1,2 µg/ml (Sigma)

4.1.11 Präparationshilfen

Plasmid-DNA Aufreinigung
QIAprep Spin Miniprep Kit: QIAGEN
QIAGEN Plasmid Midi Kit: QIAGEN

DNA Gel-Extraktion

QIAEX II Agarose Gel Extraction Kit: QIAGEN (ideal für DNA-Fragmente zwischen 40 bp bis 50 kb)

MinElute Gel Extraction Kit: QIAGEN (ideal für DNA-Fragmente zwischen 70 bp bis 4 kb)

4.1.12 Kügelchen zur Zellanreicherung bzw. Isolation

MACS MicroBeads: Miltenyi Biotec

Anti-CD8 Beads: BD IMag™

4.1.13 Chemikalien

Für Zellkulturen

ß-Mercaptoethanol: Merck, 2 x 10^{-1} M (4.000 x) 125 µl auf 500 ml Medium

L-Glutamin: PAN Biotech, 200 mM (P04-80100)

Penicillin/Streptomycin: Gibco/Invitrogen, 5.000 U/ml (15070-063)

G418 Sulfat: PAA Laboratories (P27-011)

Für Färbungen

Paraformaldehyd: 4 % in PBS

Natrium Azid: Sigma

Für Klonierungen

Ampicillin: Sigma, 50 µg/ml Konzentration

Ethidium Bromid: Sigma, 10 mg/ml

Agarose: PEQGOLD Universal Agarose; PEQLAB

Für Transfektionen

Lipofectamine Reagent: Invitrogen

Plus Reagent: Invitrogen

Allgemein verwendete Chemikalien

HCl (Salzsäure): 5 M; Merck

EDTA: EDTA Dinatriumsalz Dihydrat (Titrierkomplex III); Roth

Ethanol: Roth

Isopropanol: Merck

Tris: Trizimabase; Sigma

Essigsäure: 100 %; Merck

DMSO (Dimethylsulfoxid): Merck

4.1.14 Peptide

HA- bzw. Hämagglutinin-Peptid: Synthetisches Peptid, korrespondierend zu den Aminosäuren 110-119 des HA-Peptids des Influenza-Virus mit der Sequenz SFERFEIFPK, hergestellt durch Neosystem (Frankreich), 2 mg/ml, gelöst in 70 % PBS mit 30 % IMDM-Kulturmedium (siehe 4.1.3)

LCMV Glykoproteinepitop GP_{33-41}: Sequenz KAVYNFATM, hergestellt durch Neosystem (Frankreich), 10^{-6} M, gelöst in IMDM-Kulturmedium (siehe 4.1.3)

Adenovirus $Adenopeptid_{234-243}$: Sequenz SGPSNTPPEI, hergestellt durch Neosystem (Frankreich), 10^{-6} M, gelöst in IMDM-Kulturmedium (siehe 4.1.3)

4.2 Methoden

4.2.1 Zellbiologische Methoden

4.2.1.1 FACS-Methoden

Durchflusszytometrie (auch als FACS = „fluorescence activated cell sorter“ bezeichnet)

Die Durchflusszytometrie dient der Analyse von Zellen, wobei sowohl Oberflächenmoleküle als auch intrazelluläre Proteine nachgewiesen werden können. Hierzu werden Antikörper verwendet, die spezifisch an die zu analysierenden Moleküle binden. Die Antikörper sind entweder direkt an ein Fluorochrom (zum Beispiel FITC, PE, Cy5, APC oder Alexa 647)

gekoppelt oder können – sofern sie biotinyliert sind – indirekt über ein Streptavidin-gekoppeltes Fluorochrom detektiert werden.
Eine weitere indirekte Detektionsmethode erfordert die Verwendung so genannter Primär- und Sekundärantikörper. Der Primärantikörper bindet direkt an das zu detektierende Molekül, während der an Fluorochrom gekoppelte Sekundärantikörper an den Primärantikörper bindet und damit indirekt an das gesuchte Molekül. Die indirekte Detektionsmethode besitzt aufgrund der sich ausbildenden Bäumchenstrukturen eine höhere Sensitivität als die direkte Detektionsmethode.
Zellen können darüber hinaus gentechnisch so verändert werden, dass sie transient oder stabil fluoreszierende Proteine (zum Beispiel GFP, „green fluorescent protein“) exprimieren, die auch mit Hilfe der Durchflusszytometrie nachgewiesen werden können. Bei diesem Vorgehen kann folglich auf eine klassische Antikörperfärbung verzichtet werden. Des Weiteren stehen diverse Chemikalien für Färbungen zur Verfügung, wie beispielsweise Propidium Iodide zum Nachweis toter Zellen.
Während der FACS-Messung werden die in einem speziellen Puffer befindlichen Zellen durch eine Kapillare gesaugt und passieren als einzelne Zellen im Sensormodul einen Laserstrahl definierter Wellenlänge. Die Fluorochrome werden durch den Laserstrahl angeregt und emittieren Licht, das mittels Detektoren (Photomultiplier) registriert wird und so die Analyse jeder einzelnen Zelle ermöglicht.
Aber auch die Beugung und Streuung der einzelnen Zellen sind bedeutsam. Die Menge des gestreuten Lichts korreliert mit der Form und Granularität einer Zelle. So streuen beispielsweise die mit Granula angefüllten Granulozyten deutlich mehr Licht als die Lymphozyten. Das Vorwärtsstreulicht (FSC, „forward scatter“), d. h. das im flachen Winkel in Richtung des Lasers gestreute Licht, korreliert mit der Zellgröße. Das im rechten Winkel zum Laserstrahl gestreute Licht wird als Seitwärtsstreulicht bezeichnet (SSC, „sideward scatter“). Es erlaubt Aussagen über die interne Granularität. Mit diesen beiden Parametern lassen sich die Zellen des Blutes bereits recht gut voneinander unterscheiden.
Darüber hinaus können bei Verwendung mehrerer Laser eine Vielzahl von Fluoreszenzfarben gleichzeitig gemessen werden, um eine noch genauere Auftrennung der verschiedenen Zellpopulationen zu erreichen.

Antikörper-Färbung von Zellen für die Durchflusszytometrie

Für die Färbungen von Oberflächenmolekülen wurden 10^5 bis 10^6 Zellen in 100 µl FACS-Puffer vorgelegt. Die Zellen wurden mit 1 µg des jeweiligen Antikörpers für 30 Minuten auf Eis inkubiert und danach mit 3-4 ml FACS-Puffer schwungvoll aufgefüllt. Anschließend wurden die Zellen für 10 Minuten bei 200 g zentrifugiert, der Überstand mit dem ungebundenen Antikörper bis auf ca. 500 µl abgesaugt und das Zellpellet resuspendiert.
Bei Färbungen mittels Sekundärantikörper wurden die Proben nach dem ersten Färbeschritt mit 3-4 ml FACS-Puffer gewaschen, der zweite Färbeschritt erfolgte analog zum ersten.
Bei Fc-Rezeptor-tragenden Zellen war es notwendig, die Fc-Rezeptoren mit anti-Fc-Antikörpern zu blockieren, um unspezifische Bindungen der Antikörper zu verhindern. Bei murinen Zellen wurde für die Fc-Rezeptor-Blockierung anti-Maus-CD16/CD32-Hybridomaüberstand (Klon 2.4.G2) verwendet.

Analyse mit dem Durchflusszytometer

Die fluoreszenzgefärbten Zellen wurden mit dem Durchflusszytometer FACSCalibur von Becton Dickinson analysiert und die erhaltenen Daten mit der CellQuest Pro Software (ebenfalls von Becton Dickinson) ausgewertet.

Bestimmung der Zellzahl mittels Neubauer-Zählkammer

Die Zellzahlbestimmung erfolgte (meistens 1 zu 10 Verdünnung) unter Zuhilfenahme von 0,25 % Trypanblaulösung (Merck, Darmstadt) in einer Neubauer-Zählkammer nach folgender Formel:

Zellzahl pro Milliliter Medium = Anzahl gezählter Zellen in 4 x 16 Kleinquadraten x Verdünnungsfaktor x $10^4/4$

4.2.1.2 Anreicherung von Zellen

Anreicherung der transduzierten Zellen mit Hilfe des MoFlo-Zellsorters

Der MoFlo-Zellsorter ist in der Lage, verschiedene mit Fluoreszenzfarbstoffen markierte Zellen zu unterscheiden und nach den gewünschten Kriterien voneinander zu trennen. Der Zellsorter bedient sich bei diesem Vorgang derselben Prinzipien wie auch die klassische Durchflusszytometrie. Der einzige Unterschied besteht darin, dass die markierten Zellen durch einen Laser mit einer Ladung versehen und somit in einem elektrischen Feld abgelenkt und auf diese Weise sortiert werden können.
Zur Anreicherung retroviral transduzierter Zellen wurden diese etwa eine Woche nach abgeschlossener Transduktion und Expansion (siehe 4.2.1.13) folgendermaßen gefärbt: Die Zellen wurden unter sterilen Bedingungen – je nach gewünschtem Molekül – für 30 Minuten mit einem unkonjugierten monoklonalen Antikörper in MoFlo-Puffer (siehe 4.1.4) auf Eis inkubiert. Die Zellkonzentration wurde dabei auf 10^7 Zellen/ml (siehe 4.2.1.1) mit ca. 10 µg mAK pro 10^7 Zellen eingestellt. Anschließend wurden die Zellen in MoFlo-Puffer gewaschen und bei 200 g für 10 Minuten zentrifugiert. Nach dem Absaugen des Puffers erfolgte – analog zum ersten Färbeschritt – die Inkubation mit dem fluoreszenzmarkierten Sekundärantikörper. Zum Schluss wurden die Proben zweimal mit MoFlo-Puffer bei 200 g für 10 Minuten gewaschen und wiederum auf ca. 10^7 Zellen/ml eingestellt.
Die erfolgreich transduzierten Zellen konnten nun mit Hilfe des MoFlo-Zellsorters isoliert und anschließend kultiviert werden. In regelmäßigen Abständen wurde die Oberflächenexpression des eingebrachten Proteins durchflusszytometrisch überprüft (siehe 4.2.1.1).

Anreicherung der transduzierten Zellen mit Hilfe von MACS

Die Aufreinigung der Zellen mit magnetischen MACS-Kügelchen („magnetic absorbance cell sorter“) erfolgte entsprechend der Herstellerangaben (Miltenyi Biotec). In regelmäßigen Abständen wurde die Oberflächenexpression des eingebrachten Proteins durchflusszytometrisch überprüft (siehe 4.2.1.1).

Anreicherung der $CD8^+$-T-Zellen mit Hilfe von anti-CD8-Kügelchen

Die Aufreinigung der Zellen mit magnetischen anti-Maus-CD8a-Partikel-DM erfolgte entsprechend der Herstellerangaben (BD IMag™). Aus frisch isolierten Milzzellen der Maus wurden $CD8^+$-T-Zellen mit einer Reinheit von nahezu 100 % angereichert und nach der Aufreinigung mittels FACS-Analyse kontrolliert (siehe 4.2.1.1).

4.2.1.3 Herstellung einer Einzelzellsuspension von lymphoiden Organen

Die Milz von P14.KLRG1-tg- oder P14.KLRG1-k.o.-Mäusen wurde unter sterilen Bedingungen entnommen und in 5 ml IMDM-Kulturmedium (siehe 4.1.3) gegeben. Danach wurden die Organe samt Medium in eine sterile Petrischale (100/15 mm, Becton Dickinson) aufgebracht und auf einem feinmaschigen Metallnetz durch Zerdrücken mit einem Spritzenstempel in Einzelzellsuspension überführt. Diese Suspension wurde in ein 15 ml Falcon-Röhrchen (Becton Dickinson) gefüllt, das Metallnetz mit 5 ml IMDM-Kulturmedium gespült und die Spüllösung ebenfalls in das Falcon-Röhrchen überführt.

Nach Sedimentation der großen Zelltrümmer (ca. 5 Minuten) konnte der Überstand in ein weiteres 15 ml Falcon-Röhrchen dekantiert und bei 200 g für 10 Minuten zentrifugiert werden. Anschließend wurde das Medium abgesaugt. Die Zellen wurden erneut in 5 ml IMDM-Kulturmedium resuspendiert und durch ein Lymphknotensieb (Becton Dickinson) filtriert. Zum Schluss erfolgte die Zellzahlbestimmung (siehe 4.2.1.1).

4.2.1.4 Markierung von murinen Milzzellen mit CFSE

Für die Markierung mit dem Fluoreszenzfarbstoff CFSE (5-Carboxylfluorescein-Diacetat-Succinimidyl-Ester, Molecular Probes) wurden die Zellen einer Einzelzellsuspension der Milz (siehe 4.2.1.3) von P14.KLRG1-tg- oder P14.KLRG1-k.o.-Mäusen mit kaltem PBS (10 ml auf Eis) gewaschen und in kaltem PBS auf 5 x 10^6 Zellen/ml eingestellt (siehe 4.2.1.1). CFSE (0,5 mM CFSE in DMSO) wurde im Verhältnis 1:5.000 mit den Zellen gemischt und für 10 Minuten bei 37 °C inkubiert (Weston, SA., J Immunol Methods 133: 87).

Um die CFSE-Färbung zu stoppen, wurden die Zellen mit PBS + 1 % FKS gewaschen (10 ml) und 10 Minuten bei 200 g zentrifugiert. Zum Schluss wurden die Zellen in IMDM-

Kulturmedium (siehe 4.1.3) aufgenommen und auf die gewünschte Zellzahl eingestellt. CFSE wurde zum Nachweis der Proliferation einer Zellpopulation verwendet.

4.2.1.5 Markierung von L929-Zellen mit CMTMR

Für die Markierung mit dem Fluoreszenzfarbstoff CMTMR (5-(and-6)-(((4-chloromethyl)benzoyl)amino)tetramethylrhodamine, Molecular Probes, Eugene, OR) wurden L929-Zellen mit PBS gewaschen (10 ml) und in einer Konzentration von 10^7 Zellen/ml in PBS gelöst (siehe 4.2.1.1). CMTMR (10 mM in DMSO) wurde im Verhältnis 1:1.000 mit den Zellen gemischt und für 10 Minuten bei 37°C inkubiert.
Um die CMTMR-Färbung zu stoppen, wurden die Zellen mit PBS gewaschen (10 ml) und 10 Minuten bei 200 g zentrifugiert. Zum Schluss wurden die Zellen in DMEM-Kulturmedium (siehe 4.1.3) aufgenommen und auf die gewünschte Zellzahl eingestellt.

4.2.1.6 Beschichtung von 96-Loch-Platten mit Antikörpern

Das Beschichten erfolgte in speziellen 96-Loch-Platten (Nunc), die sich durch eine hohe Bindungskapazität für Proteine auszeichnen; alle Arbeitsschritte erfolgten auf Eis. Für die Stocklösungen wurde PBS mit einer AK-Konzentration von 2 µg/ml anti-CD3-mAK (17A2, BD Pharmingen) hergestellt. Analog hierzu wurden die Stocklösungen von anti-Maus-KLRG1-mAK (2F1) bzw. Isotyp-Kontroll-Antikörpern (Syrischer Hamster IgG, Serum, Dianova) zu beispielsweise 30, 10 und 3 µg/ml vorbereitet. Nun wurden die zwei Stocklösungen jeweils 1:1 mit der anti-CD3-mAK-Lösung gemischt, sodass sich folgende Endkonzentrationen ergaben: jeweils 1 µg/ml anti-CD3-mAK mit 15, 5 und 1,5 µg/ml anti-Maus-KLRG1-mAK bzw. Isotyp-Kontroll-Antikörper.
Zur Beschichtung der Platten wurden je Loch 100 µl der verschiedenen Lösungen eingesetzt. Die Adsorption der Antikörper an die Platte erfolgte über Nacht bei 4 °C auf einem horizontalen Schüttler (niedrigste Stufe). Am folgenden Tag wurden die Platten dreimal gewaschen, indem jede Vertiefung mit ca. 300 µl kaltem PBS befüllt und dann zu ca. 95 % abgesaugt wurde. Zum Schluss konnten die zu stimulierenden Zellen in die jeweilige Vertiefung überführt werden.

4.2.1.7 Beschichtung von Kügelchen mit Antikörpern

Die Beschichtung der superparamagnetischen Polystyrene-Kügelchen (d = 4,5 µm, Dynabeads® M-450 Epoxy, DYNAL® Invitrogen) mit anti-CD3-mAK (17A2, BD Pharmingen), anti-Maus-KLRG1-mAK (2F1) bzw. Isotyp-Kontroll-Antikörpern (Syrischer Hamster IgG, Serum, Dianova) erfolgte gemäß Herstellerangaben.

4.2.1.8 In-vitro-Stimulation von CD8$^+$-T-Zellen mit Hilfe von AK-Kreuzvernetzung

Proliferative Aktivität von CD8$^+$-T-Zellen

Zunächst wurde eine Einzelzellsuspension der Milz von P14.KLRG1-tg- und P14.KLRG1-k.o.-Mäusen gewonnen (siehe 4.2.1.3) und aus dieser die CD8$^+$-T-Zellen isoliert (siehe 4.2.1.2). Die erhaltenen Zellen wurden in IMDM-Kulturmedium mit β-Mercaptoethanol (siehe 4.1.3) auf 5 x 10^5 Zellen/ml eingestellt (siehe 4.2.1.1). Anschließend wurden je Loch einer AK-beschichteten 96-Loch-Platte (siehe 4.2.1.6) 10^5 CD8$^+$-T-Zellen in 200 µl Medium überführt und für drei Tage im Inkubator stimuliert. Die AK-Konzentrationen betrugen 1 µg/ml anti-CD3-mAK (17A2, BD Pharmingen) und 1,5 µg/ml anti-Maus-KLRG1-mAK (2F1) bzw. Isotyp-Kontroll-Antikörper (Syrischer Hamster IgG, Serum, Dianova). Nach der Stimulation wurden die 96-Loch-Platten fotografiert.
Um detaillierte Aussagen über die Zellteilungsaktivität machen zu können, wurde der Versuch erneut mit CFSE-gefärbten (siehe 4.2.1.4) CD8$^+$-T-Zellen durchgeführt und diese nach Färbung mit anti-CD8a-mAK (53-6.7, APC, BD Pharmingen) im FACS analysiert (siehe 4.2.1.1).

4.2.1.9 Zytotoxizitätsbestimmung

Eine Möglichkeit der Zytotoxizitätsbestimmung ist der ^{51}Cr-Freisetzungsversuch, der sich die zytolytische Eigenschaft von Immunzellen zu Nutze macht. Hierbei wurden suszeptible Zielzellen mit radioaktivem ^{51}Cr und einem spezifischen Antigen bzw. Kontrollpeptid für 2 Stunden inkubiert. Das ^{51}Cr wurde von den Zellen aufgenommen und gespeichert. Das Peptid wurde ebenfalls aufgenommen, um den Effektorzellen später an MHC-I-Molekülen präsentiert zu werden. Um eine Aussage über die Spezifität der Lyse machen zu können, gab es stets zwei Versuchsansätze: entweder mit dem für den TZR der Effektorzelle spezifischen Peptid oder mit dem Kontrollpeptid.

Die Zielzellen wurden mit den Effektorzellen in unterschiedlichen Verhältnissen in einer 96-Loch-Platte (Nunc) mit Rundboden für 6 bis 7 Stunden kokultiviert. Bei Lyse einer Zielzelle gelangte das intrazellulär gespeicherte radioaktive ^{51}Cr in den Überstand, sodass die Radioaktivität im Überstand direkt proportional zu den durch Effektorzellen zerstörten Zielzellen war.

Nach der Inkubationszeit wurde der Überstand vorsichtig abgenommen und in einem Gamma-Zähler auf seine Radioaktivität hin analysiert. Für jeden zu messenden Wert gab es zwei Ansätze, so genannte Duplikate, um den Fehler zu minimieren. Mit Hilfe von drei Kontrollansätzen, in denen nur Zielzellen ohne Effektorzellen inkubiert wurden, erhielt man einen Grundwert für die radioaktive Spontanfreisetzung. In drei weiteren Kontrollansätzen inkubierte man die Zielzellen mit 5 M Salzsäure, um den höchstmöglichen Wert, die sog. radioaktive Totalfreisetzung zu erhalten. Die spezifische Lyse errechnete sich anschließend nach folgender Gleichung:

$$\% \textit{ spezifische Lyse} = [(cpm\ E - cpm\ S) \times 100]/(cpm\ T - cpm\ S)$$

cpm = Ereignisse pro Minute

E = gemessene Ereignisse der Ansätze mit Zielzellen und Effektorzellen

T = radioaktive Totalfreisetzung

S = radioaktive Spontanfreisetzung

Basierend auf diesem Versuchsablauf wurden in der vorliegenden Arbeit verschiedene Experimente durchgeführt:

Direkte Lyse von EL-4-Zellen durch $CD8^+$-T-Zellen

Bei der direkten Lyse präsentierten die mit ^{51}Cr inkubierten Zielzellen das für den TZR der Effektorzellen spezifische Peptid über ihren MHC-I-Komplex.

Als Effektoren wurden $CD8^+$-T-Zellen aus der Milz einer P14.KLRG1-tg- und P14.KLRG1-k.o.-Maus verwendet, wobei mit Hilfe von anti-CD8-Beads (siehe 4.2.1.2) eine Reinheit von nahezu 100 % erreicht wurde. Anschließend wurden die Zellen für drei Tage in einer mit 1 µg/ml anti-CD3-mAK (17A2, BD Pharmingen) und 1,5 µg/ml anti-Maus-KLRG1-mAK (2F1) bzw. Isotyp-Kontroll-Antikörper (Syrischer Hamster IgG, Serum, Dianova) beschichteten 96-Loch-Platte stimuliert (siehe 4.2.1.6 und 4.2.1.8). Nach der Stimulation wurden je Ansatz 10 Löcher der $CD8^+$-T-Zellen vereinigt, einmal gewaschen und in 700 µl IMDM-Kulturmedium (siehe 4.1.3) gelöst.

Als Zielzellen wurden EL-4-Zellen verwendet. 5 x 10^6 der Zielzellen wurden in 400 µl Kulturmedium mit ^{51}Cr – die eingesetzte Radioaktivität betrug 0,3 mCi – und GP33 bzw. Adenovirus-Kontrollpeptid (Konz. 10^{-6} M, siehe 4.1.13) für 2 Stunden bei 37 °C inkubiert. Anschließend wurden sie dreimal in 10 ml DMEM-Grundmedium (siehe 4.1.3) bei 150 g für 8 Minuten gewaschen und nach der Zellzahlbestimmung (siehe 4.2.1.1) auf 1 x 10^5 Zellen/ml in IMDM-Kulturmedium eingestellt.

Nun wurden je 100 µl der stimulierten Effektorzell-Suspension in die ersten Vertiefungen einer 96-Loch-Platte (Nunc) mit Rundboden gegeben. In die übrigen Löcher wurden je 100 µl Medium vorgelegt. Durch die Überführung und das Vermischen von je 50 µl der Zellsuspension – ausgehend von der ersten Vertiefung bis zur letzten mit abschließendem Verwerfen von 50 µl – wurde eine Verdünnungsreihe in Dreierschritten und Duplikaten (zur Doppelbestimmung) erzeugt.

Nun wurden 10^4 Zielzellen, also 100 µl pro Vertiefung, direkt zu den titrierten Effektoren gegeben. Danach wurde die 96-Loch-Platte 4 Minuten bei 30 g zentrifugiert, um Effektoren und Zielzellen in räumliche Nähe zueinander zu bringen, und die Zellen für etwa 6 bis 7 Stunden bei 37 °C inkubiert. Zum Schluss wurden 70 µl des Überstandes abgenommen und im Gamma-Zähler (Cobra II Auto-Gamma, Packard BioScience) analysiert.

Indirekte Lyse von L1210/L1210-Fas-Zellen durch $CD8^+$-T-Zellen

Bei der indirekten Lyse wurden mit ^{51}Cr markierte Fas-negative bzw. Fas-positive Zielzellen verwendet. Die Effektoren wurden durch Kreuzvernetzung mit Festphase-gekoppelten Antikörpern aktiviert, was zur Hochregulation von Fas-Liganden führte. Bei Kokultur der Zellen kam es durch Fas/Fas-Liganden-Interaktion zur Lyse und ^{51}Cr-Freisetzung der Zielzelle. Die Zielzelle selbst besaß in diesem Versuch nicht das für die Aktivierung der Effektoren notwendige Expressionsmuster an Molekülen und wurde daher indirekt attackiert. Die Zahl der lysierten Zielzellen war demzufolge direkt proportional zur Expressionshöhe des

durch AK-Kreuzvernetzung induzierten Fas-Liganden auf den Effektoren und damit auch ein Aktivitätsparameter der Zellen.
In der vorliegenden Arbeit wurden L1210- bzw. L1210-Fas-Zellen als Zielzellen verwendet. Bis auf die Zugabe des hier obsoleten Peptids wurden sie nach demselben Protokoll wie die Zielzellen für die direkte Lyse mit ^{51}Cr inkubiert, gewaschen und gezählt. Als Effektoren wurden über AK-Kreuzvernetzung aktivierte A5-, A5-mKLRG1- und A5-Y_7F-mKLRG1-Zellen verwendet. Für jeden Effektor-Zelltyp wurden pro Loch 10^5 Zellen in 200 µl IMDM-Kulturmedium (siehe 4.1.3) eingesetzt. Die AK-Konzentrationen betrugen 1 µg/ml anti-CD3-mAK (17A2, BD Pharmingen) und 5 µg/ml anti-Maus-KLRG1-mAK (2F1) bzw. Isotyp-Kontroll-Antikörper (Syrischer Hamster IgG, Serum, Dianova) (siehe 4.2.1.6).
Nach abgeschlossener Aktivierungsdauer von 8 bis 10 Stunden wurden die Effektoren aus der Platte geerntet, gezählt und in IMDM-Kulturmedium auf 3 x 10^6 Zellen/ml eingestellt (siehe 4.2.1.1). Anschließend wurde eine Verdünnungsreihe in Dreierschritten in einer 96-Loch-Platte (Nunc) mit Rundboden angelegt. Begonnen wurde mit 150 µl Zellsuspension je Loch und Entnahme von jeweils 50 µl mit Verdünnung in 100 µl vorgelegtem Medium. Danach wurden 1 x 10^4 Zielzellen (100 µl), entweder L1210 oder L1210-Fas, in jede Vertiefung gegeben und für 4 Minuten bei 30 g zentrifugiert, um die Effektoren und Zielzellen in räumliche Nähe zueinander zu bringen. Auf diese Weise betrug der höchste Effektor-Zielzell-Quotient ca. 30:1. Die Ansätze wurden zwecks Fehlerminimierung stets in Duplikaten angelegt und für 6 Stunden bei 37 °C inkubiert. Zum Schluss wurden 70 µl des Überstandes abgenommen und im Gamma-Zähler (Cobra II Auto-Gamma, Packard BioScience) analysiert.

4.2.1.10 In-vitro-Stimulation von A5-Zellen mit Hilfe von AK-vermittelter Kreuzvernetzung

NFAT/GFP-Induktionstest zur Evaluation der KLRG1-vermittelten Hemmung

Der NFAT/GFP-Induktionstest bietet die Möglichkeit, die Aktivierung über den NFAT-abhängigen Signalweg anhand der GFP-Expressionshöhe zu verfolgen. Hierfür wurden spezielle A5-Zellen verwendet, die ein DNA-Konstrukt enthalten, bei dem das GFP-Gen hinter den minimalen IL-2-Promotor mit drei NFAT-Bindungsstellen geschaltet ist (NFAT/GFP-Expressionskassette). Über eine TZR-Stimulation können der NFAT-vermittelte Signalweg und somit die GFP-Expression induziert werden.

Die Konzentration der Antikörper in den beschichteten 96-Loch-Platten (siehe 4.2.1.6) betrug jeweils 1 µg/ml anti-CD3-mAK (17A2, BD Pharmingen) mit 15, 5, oder 1,5 µg/ml anti-Maus-KLRG1-mAK (2F1) bzw. Isotyp-Kontroll-Antikörper (Syrischer Hamster IgG, Serum, Dianova).

Je Loch der Platten wurden 10^5 parentale A5-, A5-mKLRG1- und A5-Y_7F-mKLRG1-Zellen, jeweils gelöst in 200 µl IMDM-Kulturmedium (siehe 4.1.3), gegeben. Die Zellen wurden nach unterschiedlichen Inkubationszeiten (zwischen 6 und 25 Stunden) bei 37 °C geerntet und die GFP-Induktion mittels FACS-Analyse bestimmt. Die Analyse basierte darauf, dass die gemessene Fluoreszenzintensität des induzierten GFP direkt proportional zur Expression und damit zum Aktivierungsgrad der Zelle ist.

Applikation der KLRG1- und TZR-Stimulation von verschiedenen Seiten

Je Loch der Platten wurden 10^5 parentale A5- bzw. A5-mKLRG1-Zellen, jeweils gelöst in 200 µl IMDM-Kulturmedium (siehe 4.1.3), gegeben und über 6 Stunden mittels AK-Kreuzvernetzung aktiviert. Die Stimulation von derselben Seite erfolgte mit Hilfe von Antikörper-beschichteten 96-Loch-Platten (siehe 4.2.1.6) mit 1 µg/ml anti-CD3-mAK (17A2, BD Pharmingen) und 10, 3, 1, 0,3 oder 0,1 µg/ml anti-Maus-KLRG1-mAK (2F1) bzw. Isotyp-Kontroll-Antikörpern (Syrischer Hamster IgG, Serum, Dianova).

Die Stimulation von verschiedenen Seiten erfolgte mit Hilfe von anti-CD3-mAK-Kügelchen (Kügelchen zu Zellen im Verhältnis 2,5:1; siehe 4.2.1.7) in Kombination mit Antikörper-beschichteten 96-Loch-Platten mit 10, 3, 1, 0,3 oder 0,1 µg/ml anti-Maus-KLRG1-mAK-bzw. Isotyp-Kontroll-Antikörpern. Zusätzlich erfolgte die Stimulation von verschiedenen Seiten mit Hilfe von anti-Maus-KLRG1-mAK- bzw. Isotyp-Kontroll-Antikörper-Kügelchen (Kügelchen zu Zellen im Verhältnis 10:1, 5:1, 2,5:1, 1:1 oder 0,5:1) und 1 µg/ml anti-CD3-mAK-beschichteten 96-Loch-Platten.

Nach 6 Stunden wurden die Zellen geerntet und die Kugeln durch 8 Minuten Inkubation mit Trypsin bei 37 °C unter mehrmaligem starkem Schütteln (Vortex-Schüttler) entfernt. Die GFP-Induktion wurde mittels FACS-Analyse bestimmt.

4.2.1.11 NFAT/GFP-Induktionstest zur Evaluation der KLRG1-vermittelten Hemmung bei natürlicher Rezeptor-Liganden-Interaktion

Zu Beginn wurden für das Klasse-II I-E^d MHC-Molekül positive L929-Zellen retroviral mit dem murinen E-Cadherin transduziert (siehe 4.2.1.14). Die E-Cadherin-positiven Zellen wurden mit dem MoFlo-Zellsorter (siehe 4.2.1.2) angereichert. Über das Klasse-II I-E^d MHC-Molekül konnte den A5-Zellen das für ihren TZR (Klon 14.3.d) spezifische Peptid 111-119 des Influenza-Hämagglutinins (HA-Peptid, siehe 4.1.13) auf natürlichem Wege präsentiert werden. Der Grad der Aktivierung war auch in diesem Experiment proportional zur GFP-Induktion. Nun konnte – während der MHC-II-Präsentation des HA-Peptids – ein Vergleich der GFP-Induktion durch E-Cadherin-positive bzw. E-Cadherin-negative Zellen durchgeführt werden.

L929-Zellen wurden mit PBS + 2 mM EDTA ohne Ca^{2+} und Mg^{2+} abgelöst und auf 5 x 10^4 Zellen/ml eingestellt (siehe 4.2.1.1). Je Loch einer 24-Loch-Platte wurden 10^5 L929-I-E^d-mock- bzw. L929-I-E^d-hE-Cadherin-Zellen in 2 ml DMEM-Kulturmedium (siehe 4.1.3) ausplattiert. Nach ca. 15 Stunden waren die Platten zu 80-100 % konfluent mit L929-Zellen bewachsen.

Nun wurde das Medium vorsichtig abgesaugt und je Loch 10^5 parentale A5-, A5-mKLRG1- und A5-Y_7F-mKLRG1-Zellen in 1 ml IMDM-Kulturmedium mit 30, 10 oder 3 µg/ml HA-Peptid pipettiert. Zu verschiedenen Zeitpunkten (nach 7, 12, 13, 14 und 23 Stunden) wurden die A5-Zellen geerntet, zur Differenzierung von den L929-Zellen mit anti-CD8a-mAK (53-6.7, APC, BD Pharmingen) gefärbt und die GFP-Induktion durchflusszytometrisch bestimmt (siehe 4.2.1.1).

4.2.1.12 A5-mKLRG1-Reportertest

Bestimmung der für die Ligandenbindung essentiellen Domänen des E-Cadherins

Der A5-mKLRG1-Reportertest diente dazu, Interaktionen von KLRG1 mit seinem Liganden zu detektieren und genauer zu charakterisieren. Die verwendeten Zellen sind unter Punkt 4.1.2 ausführlich beschrieben.

L929-Zellen wurden mit PBS + 2 mM EDTA ohne Ca^{2+} und Mg^{2+} abgelöst und in DMEM-Kulturmedium (siehe 4.1.3) auf 10^5 Zellen/ml eingestellt (4.2.1.1). Je Loch einer 24-Loch-Platte wurde jeweils 1 ml mit 10^5 parentalen L929-, L929-hE-Cadherin- oder L929-Δ1 bis Δ5-

Zellen ausgesät. Nach ca. 15 Stunden waren die Platten zu 80-100 % konfluent mit L929-Zellen bewachsen.

Nun wurde das Medium abgesaugt und 1 ml mit je 10^5 humanen oder murinen A5-Reporterzellen zu jedem Loch gegeben. Zu verschiedenen Zeitpunkten (zwischen 4 und 30 Stunden) wurden die A5-Reporterzellen vorsichtig geerntet, zur Differenzierung von den L929-Zellen mit anti-Human-KLRG1-mAK (13F12F2-Alexa 647) bzw. anti-Maus-KLRG1-mAK (2F1-Alexa 647) gefärbt und die GFP-Induktion durchflusszytometrisch bestimmt (siehe 4.2.1.1).

Analyse der Rolle der Gewebearchitektur für die KLRG1- und E-Cadherin-Interaktion

L929-hE-Cadherin-Zellen wurden mit PBS + 2 mM EDTA ohne Ca^{2+} und Mg^{2+} abgelöst und mit CMTMR (siehe 4.2.1.5) gefärbt, um sie bei der FACS-Analyse besser von den A5-Zellen unterscheiden zu können. Anschließend wurden je 10^5 L929-Zellen in 700 bis 800 µl IMDM-Kulturmedium (siehe 4.1.3) pro Loch einer 24-Loch-Platte ausplattiert und für ca. 15 Stunden bei 100-150 rpm auf dem horizontalen Schüttler im Inkubator kultiviert. Durch diesen Prozess war es den Zellen nicht möglich, an den Boden des Kulturgefäßes zu adhärieren. Stattdessen bildeten sich in Lösung befindliche Zellkugeln, die nachfolgend als artifizielle Gewebsverbände fungierten.

Im so genannten Gewebeansatz wurden die Kugeln in ihrer Struktur belassen, im Gewebedestruktionsansatz durch Pipettieren zerstört und die Zellen auf diesem Weg vereinzelt. Zum Schluss wurde je Loch vorsichtig 1 ml IMDM-Kulturmedium mit 3 x 10^5 A5-mKLRG1-Reporterzellen gegeben. Nach 4 bis 5 Stunden Inkubation ohne Schütteln wurden die A5-Zellen mit anti-Maus-KLRG1-mAK (2F1-Alexa 647) gefärbt und die GFP-Induktion mittels FACS-Analyse bestimmt (siehe 4.2.1.1).

4.2.1.13 Retrovirale Transduktion

Die retrovirale Transduktion dient der Einschleusung und stabilen Expression von Fremdgenen in eukaryontische Zellen. Für diesen Vorgang sind zwei Plasmide notwendig:

Der Verpackungsvektor (p10A1) enthält folgende Gene
Gag (gruppenspezifische Antigene wie Strukturproteine, Matrixprotein, Capsidprotein etc.), pol (Reverse Transkriptase, Protease, Integrase) und env (Hüllproteine). Der Verpackungsvektor trägt somit die Information für die Viruspartikelentstehung.

Der Integrationsvektor (pMSCV2.2) stammt von dem „murine stem cell virus" ab und enthält folgende Gene
Einen 5`LTR („long terminal repeat") und einen 3`LTR, die die retrovirale Genexpression über cis-aktive Sequenzen, Promotor- und Enhancer-Elemente kontrollieren und in denen über eine Klonierungsstelle („multiple cloning site") die gewünschte cDNA hineinkloniert werden kann. Der Integrationsvektor trägt somit die Information der gewünschten DNA.

Die Methode besteht im Prinzip aus zwei Phasen, der Transfektion und der Transduktion. In der ersten Phase werden HEK 293T-Zellen mit dem p10A1-Verpackungsplasmid und dem pMSCV2.2-Expressionsplasmid transfiziert. Die HEK 293T-Zellen dienen folglich als Produzenten der infektiösen, retroviralen Partikel. In der zweiten Phase erfolgt die eigentliche Transduktion der Zielzellen mit HEK 293T-Zellkulturüberstand, in dem sich die retroviralen Partikel befinden. Das gesamte Protokoll dauert fünf Tage:

Tag -1: Aussäen der HEK 293T-Zellen
Tag 0: Transfektion der HEK 293T-Zellen mit dem p10A1- und pMSCV2.2-Plasmid
Tag 1: Aussäen der Zellen für die Transduktion
Tag 2: Transduktion mit dem Viruspartikel-gesättigten HEK 293T-Zellkulturüberstand
Tag 3: Analyse der transduzierten Zellen

Am Vortag der Transfektion (Tag -1) wurden 4 x 10^5 oder 5 x 10^5 HEK 293T-Zellen in eine Petrischale mit 96 mm Durchmesser (Greiner Bio-One) ausgesät. Bei Erreichen einer 50-100 % Konfluenz nach ca. 24 Stunden (Tag 0), waren die HEK 293T-Zellen zur Transfektion geeignet.

Der Plasmidansatz wurde in einem Polystyrolröhrchen zubereitet und bestand aus 5 µg des Verpackungsplasmides p10A1 und 6 µg des pMCSV2.2-Vektors (mit der für die Expression gewünschten cDNA), gelöst in 750 µl Transfektionsmedium (DMEM + 2 mM Glutamin). Zu diesem Plasmidansatz wurden 20 µl gut gemischtes Plus-Reagenz (Invitrogen) pipettiert und das Gemisch 15 Minuten bei Raumtemperatur inkubiert. In der Zwischenzeit wurden in einem zweiten Polystyrolröhrchen vorsichtig 30 µl Lipofectamin (Invitrogen) in 750 µl Transfektionsmedium gelöst.

Nach Ablauf der 15-minütigen Inkubationszeit wurden die beiden Ansätze miteinander vermischt und erneut 15 Minuten bei Raumtemperatur inkubiert. Währenddessen wurde das Medium der am Vortag ausplattierten HEK 293T-Zellen behutsam abgesaugt, die Zellen einmal mit 12 ml DMEM-Transfektionsmedium (siehe 4.1.3) gewaschen und weitere 5 ml Transfektionsmedium hinzugegeben. Nach der Inkubation wurde die Plasmid-Lipidagenz-Mischung vorsichtig auf die Zellen getropft, durch Schwenken der Petrischale gemischt und bei 37 °C inkubiert. Nach 3 bis 4 Stunden wurde das Transfektionsmedium abgesaugt und durch 10 ml DMEM-Kulturmedium (siehe 4.1.3) ersetzt.

Die Zellen wurden nun für zwei Tage im Inkubator kultiviert. Während dieser Zeit produzierten die HEK 293T-Zellen die dem pMSCV2.2- und dem p10A1-Plasmid abgeleiteten Viruspartikel, die in den Überstand freigesetzt wurden. Nach 36 bis 48 Stunden (Tag 2) konnte der Viruspartikel-gesättigte Überstand geerntet werden. Um Zell/Zell-Kontaminationen zu vermeiden, wurde er mit Hilfe eines 0,2 µm Sterilfilters (BD) aufgereinigt. Vier Stunden zuvor waren die zu transduzierenden Zellen zu je 10^5 Zellen in 2 ml Kulturmedium je Loch einer 6-Loch-Platte (Costar) ausplattiert worden. Pro Loch wurden für die Infektion nun 3 ml des retroviralen Überstandes eingesetzt. Nach Zugabe des Überstandes wurden die Infektionsansätze für 2 Stunden bei 700 g und 21 °C zentrifugiert.

Bis zur Überprüfung der stabilen retroviralen Transduktion des zu untersuchenden Moleküls wurden die Zellen für weitere 48 Stunden bei 37 °C inkubiert. Am vierten Tag konnte der Erfolg der Prozedur durchflusszytometrisch überprüft werden (siehe 4.2.1.1).

4.2.2 Molekularbiologische Methoden

4.2.2.1 DNA-Verdau

Um DNA-Sequenzen zu schneiden, benötigt man bakterielle Restriktionsenzyme, die in der Lage sind, spezifische Nukleotidsequenzen – so genannte Palindrome – zu schneiden.

Dadurch entstehen entweder „sticky ends“ (überlappende Enden) oder „blunt ends“ (stumpfe Enden), über die das DNA-Fragment wieder in eine entsprechende Schnittstelle hineinligiert werden kann.

In der vorliegenden Arbeit wurden die Restriktionsenzyme SalI (mit gelbem Tangopuffer bzw. orange-farbenem Puffer von Fermentas), XhoI (mit zweifachem Tangopuffer bzw. rotem Puffer von Fermentas), BamHI (mit zweifachem Tangopuffer von Fermentas), PstI (mit orange-farbenem Puffer von Fermentas), EcoRI (mit orange-farbenem Puffer von Fermentas), HindIII (mit gelbem Tangopuffer bzw. rotem Puffer von Fermentas), MssI (= PmeI; mit gelbem Tangopuffer von Fermentas), BamHI (mit gelbem Tangopuffer von Fermentas), Sac I (mit gelbem Tangopuffer von Fermentas) und NotI (mit gelbem Tangopuffer bzw. orange-farbenem Puffer von Fermentas) im Überschuss (ca. 5 U pro 1 µg DNA in 20 µl Volumen) eingesetzt, wobei der Verdau bei 37 °C 2 Stunden dauerte.

4.2.2.2 DNA-Ligation

Für das enzymatische Zusammenfügen von DNA-Sequenzen ist eine Ligase erforderlich. In der vorliegenden Arbeit wurde die T4-DNA-Ligase (Fermentas) verwendet und in Ansätzen von 20 µl über Nacht bei 16 °C ligiert. Anschließend wurde die Ligase 10 Minuten bei 65 °C inaktiviert.

Die Ansätze waren wie folgt aufgebaut: 50-400 ng linearisierter DNA-Vektor, zu inserierende DNA, 2 µl zehnfacher T4-DNA-Ligase-Puffer und 1 µl (5 U) T4-DNA-Ligase wurden mit deionisiertem sterilem Wasser auf 20 µl aufgefüllt. Die zu inserierende DNA wurde in einem molaren Verhältnis von 1:1 bis 3:1 zum Vektor eingesetzt.

Es wurde stets eine Kontroll-Ligation ohne zu inserierende DNA durchgeführt, um einen vorzeitigen Schluss des geschnittenen DNA-Vektors ohne inseriertes DNA-Fragment ausschließen zu können.

4.2.2.3 Bakterientransformation

Um Plasmid-DNA zu vermehren, muss die DNA zunächst durch Transformation unter Zuhilfenahme eines Plasmides in Bakterien eingebracht werden, sodass sie in den Bakterien vervielfältigt werden kann.

Transformation von „Z-kompetenten E. coli“ (Z-Competent E. coli Transformation Kit & Buffer Set: Zymo Research)

1-10 ng DNA in 1-5 µl Volumen wurden zu 100 µl Bakteriensuspension in ein Eppendorf-Röhrchen pipettiert und sehr vorsichtig durch Schnippen des Röhrchens gemischt. Das Gemisch wurde 30 Minuten auf Eis inkubiert. Anschließend wurden die Bakterien auf mehrere bei 37 °C vorgewärmte Agarplatten mit 50 µg/ml Ampicillin (Sigma) in verschiedenen Verdünnungen in PBS (50-100 µl Gesamtvolumen) ausgestrichen. Die Platten wurden bei 37 °C über Nacht inkubiert.

Transformation von „Subcloning Efficiency oder One Shot TOP 10 E. coli“ (Invitrogen)

1-10 ng DNA in 1-5 µl Volumen wurden zu 50 µl Bakteriensuspension in ein Eppendorf-Röhrchen pipettiert und sehr vorsichtig durch Schnippen des Röhrchens gemischt. Das Gemisch wurde 30 Minuten auf Eis inkubiert. Danach wurden die Bakterien durch einen 20 Sekunden langen Hitzeschock in einem 42 °C warmen Wasserbad behandelt und weitere 5 Minuten auf Eis inkubiert.

Nun wurden 250 µl warmes SOC-Medium (siehe 4.1.3) zu der Bakteriensuspension hinzugegeben, die dann bei 37 °C für 1 Stunde unter ständigem Schütteln (200 rpm) inkubiert wurde. Anschließend wurden die Bakterien auf mehrere bei 37 °C vorgewärmte Agarplatten mit 50 µg/ml Ampicillin (Sigma) in verschiedenen Verdünnungen in PBS (50-100 µl Gesamtvolumen) ausgestrichen. Die Platten wurden bei 37 °C über Nacht inkubiert.

4.2.2.4 Plasmidpräparation

Für die Vermehrung von Plasmid-DNA wurden von transformierten E. coli-Vorkulturen (siehe 4.2.2.3) einzelne Kolonien mit einer Pipettenspitze von Agarplatten entnommen, in 6 ml LB-Medium (siehe 4.1.3) mit 50 µg/ml Ampicillin (Sigma) angelegt und für 4 bis 6 Stunden bei 37 °C auf dem Schüttler inkubiert. Um kleinere Mengen Plasmid-DNA zu gewinnen, wurde diese mit Hilfe des QIAprep Spin Miniprep Kits (QIAGEN), das auf dem Prinzip der alkalischen Lyse basiert, isoliert. Für größere Plasmid-DNA-Mengen wurden –

ausgehend von den Vorkulturen – Hauptkulturen in 200 ml LB-Medium mit 50 µg/ml Ampicillin angesetzt und über Nacht auf dem Schüttler inkubiert. Am nächsten Tag wurde durch alkalische Lyse nach dem entsprechenden Präparationsprotokoll des QIAGEN Plasmid Midi Kits (QIAGEN) die Plasmid-DNA herauspräpariert, durch Isopropanol gefällt und mittels Ethanol getrocknet. Die Plasmide wurden zunächst in 50 µl TE-Puffer aufgenommen und ihre Konzentration mit Hilfe eines Photometers (BioPhotometer: Eppendorf) bestimmt.

4.2.2.5 Gel-Elektrophorese

Mit Hilfe der Gel-Elektrophorese kann man Moleküle der Größe nach auftrennen. Dabei wird das Prinzip ausgenutzt, dass die Wanderungsgeschwindigkeit geladener Teilchen in einem elektrischen Feld von ihrer Ladung und Größe abhängt. Bei gleicher Nettoladung erfolgt die Trennung allein nach der Größe.
Zur Auftrennung von DNA-Fragmenten wurden 1 %-ige Agarosegele mit 12 µl Ethidium Bromid (10 mg/ml, Sigma) pro 100 ml Agarosegel (siehe 4.1.10) verwendet. Ethidium Bromid interkaliert in die DNA und fluoresziert unter UV-Licht, wodurch die DNA sichtbar wird. Die DNA-haltigen Proben wurden zusammen mit einem Ladepuffer (siehe 4.1.4) in die Geltaschen pipettiert, was durch 30 % Glycerin im Ladepuffer erleichtert wurde. Anschließend wurden die Gele in eine Elektrophoresekammer mit einem elektrischen Feld (Potential: 100 V) gelegt.
Wie weit die DNA im Gel gewandert war, wurde mittels zweier im Ladepuffer enthaltener Farbstoffe, Bromphenolblau und Xylenecyanol, kontrolliert. Nach adäquater Auftrennung wurde das Gel auf einem UV-Tisch fotografiert und, falls gewünscht, entsprechende Banden mit dem Skalpell exzidiert.

4.2.2.6 DNA-Gel-Extraktion

Durch die DNA-Gel-Extraktion kann man DNA aus Agarosegelen extrahieren. Hierzu wurde zunächst das Agarosegelstück mit dem gewünschten DNA-Fragment mit Hilfe eines Skalpells aus dem Gel ausgeschnitten. Die Extraktion erfolgte dann entweder mit dem QIAEX II Agarose Gel Extraction Kit (QIAGEN) für DNA-Fragmente zwischen 40 bp und 50 kb oder mit dem MinElute Gel Extraction Kit (QIAGEN) für DNA-Fragmente zwischen 70 bp und 4 kb. Nach der Durchführung des jeweiligen Extraktionsprotokolls lag die DNA gelöst in 10 µl bzw. 30 µl TE-Puffer vor.

4.2.2.7 PCR („polymerase chain-reaction“)

Prinzipien der PCR

Die PCR ist eine Methode zur Vervielfältigung genomischer DNA oder cDNA. Sie basiert auf der semikonservativen Vermehrung der DNA durch Polymerasen. Für die PCR benötigt man eine thermostabile Polymerase, Nukleotide, Ausgangs-DNA (template), zwei passende Oligonukleotid-Primer und entsprechende Puffer. Mehrere Zyklen aus „Denaturierung“ (Trennung der beiden Stränge), „Annealing“ (Hybridisierung der Oligonukleotid-Primer) und „Elongation“ (Verlängerung des DNA-Moleküls) bilden das Protokoll. In der vorliegenden Arbeit wurden verschiedene kommerziell erhältliche Polymerasen verwendet.

Taq-Polymerase (Eppendorf)

Die 20 µl umfassenden Ansätze enthielten 2 µl zehnfachen Puffer, 4 µl TAQ-Master, je 1 µl der beiden Oligonukleotid-Primer-Lösungen (20 µM), 0,4 µl dNTP-Lösung (10 µM), 0,2 µl der Taq-Polymerase und 1-10 ng der Ausgangs-DNA, aufgefüllt auf 20 µl mit deionisiertem sterilem Wasser.
Das Zyklenprotokoll bestand aus 5 Minuten 95 °C zur Anfangsdenaturierung und Vermeidung unspezifischer Primer-Bindungen, anschließend 20-35 Wiederholungen des folgenden Ablaufs: 30 Sekunden 94 °C, 30 Sekunden 58 °C, 1 Minute 72 °C. Die vorübergehende Lagerung der PCR-Produkte erfolgte bei 4 °C.

Proof-Start-Polymerase (QIAGEN)

Das Volumen dieser Ansätze betrug 50 µl, die sich wie folgt zusammensetzten: 5 µl zehnfacher ProofStart-Puffer, je 2,5 µl der beiden Primer-Lösungen (20 µM), 1,5 µl dNTP (10 µM), 1 µl der ProofStart-Polymerase und 1-10 ng Ausgangs-DNA, aufgefüllt auf 50 µl mit deionisiertem sterilem Wasser.

Das Zyklenprotokoll bestand aus 5 Minuten 95 °C zur Anfangsdenaturierung, Vermeidung unspezifischer Primer-Bindungen und Aktivierung der Polymerase, anschließend 20-35 Wiederholungen des folgenden Ablaufs: 30 Sekunden 94 °C, 30 Sekunden 58 °C, 1 Minute 72 °C, dann 10 Minuten 72 °C zur Vervollständigung der Elongation. Die vorübergehende Lagerung der PCR-Produkte erfolgte bei 4 °C.

4.2.2.8 Herstellung der Zelllinien

4.2.2.8.1 Herstellung der A5-mKLRG1-Reporterzellen

Für die Herstellung der A5-mKLRG1-Reporterzellen (siehe 4.1.2) wurden A5-Zellen retroviral mit einem chimären DNA-Konstrukt transduziert. Wie bereits erläutert kodiert dieses Konstrukt für ein Fusionsprotein, das aus dem extrazellulären und transmembranären Teil des murinen KLRG1-Moleküls und dem intrazellulären Teil der CD3ζ-Kette des TZR besteht. Für die Herstellung mit Hilfe der PCR (siehe 4.2.2.7) wurden folgende Primer verwendet:

mKLRG1-R: GC GGC CGC TCA GTA TAG GAC CTT CTT ACA GAT C
mKLRG1-F: ACC CTG GCC CCT CGC CAT CTT TCC CGC TTT GCA ATG G
mCD3ζ-R: C AAA GCG GGA AAG ATG GCG AGG GGC CAG GGT CTG
mCD3ζ-F: CTC GAG ATG AGA GCA AAA TTC AGC AGG AGT G

Der gesamte Prozess bestand im Wesentlichen aus drei PCR-Reaktionen. Für die PCR1 diente das pmMAFA-Plasmid als Matrize. Unter Verwendung der mKLRG1-R- und der mKLRG1-F-Primer konnte das Maus-KLRG1-PCR-Produkt gewonnen werden. Für die PCR2 diente die Maus-CD3ζ-cDNA als Matrize. Mit Hilfe der mCD3ζ-R- und mCD3ζ-F-Primer konnte das Maus-CD3ζ-PCR-Produkt erzeugt werden. Sowohl für die PCR1 als auch für die PCR2 wurde die Proof-Start-Polymerase (QIAGEN) verwendet. Die beiden PCR-Produkte wurden über ein 1 %-iges Agarosegel (siehe 4.2.2.5) aufgereinigt und die DNA mit Hilfe des MinElute Gel Extraction Kits (QIAGEN) aus den ausgeschnittenen Banden isoliert (siehe 4.2.2.6).

In der PCR 3 wurden der mKLRG1-R- und der mCD3ζ-F-Primer verwendet, um das Maus-KLRG1- und das Maus-CD3ζ-PCR-Produkt über eine überlappende Strangverlängerung zu fusionieren. Im Gegensatz zu den ersten beiden PCR-Reaktionen wurde für die PCR3 die

Taq-Polymerase (Eppendorf) genutzt, um die anschließende TOPO-Cloning-Reaktion zu ermöglichen. Das entstandene PCR-Produkt wurde unter Verwendung des QIAEX II Agarose Gel Extraction Kits (QIAGEN) aus der ausgeschnittenen Gelbande extrahiert und in TE-Puffer gelöst.

Nun wurde das Fusionsprodukt entsprechend der Herstellerangaben in den pcDNA3.1-TOPO (Invitrogen) kloniert und die Fehlerfreiheit des Produkts mittels Sequenzierung (GATC Biotech) überprüft. Anschließend wurde das Produkt in den proretroviralen pMSCV2.2-Vektor (XhoI- und NotI-Seite) umkloniert, One Shot TOP 10 E. coli (Invitrogen) mit dem Vektor transfiziert und die DNA auf diesem Weg vermehrt (siehe 4.2.2.3). Zum Schluss erfolgten die retrovirale Transduktion der A5-Zellen (siehe 4.2.1.14) und die Anreicherung der für das Fusionsprotein positiven Zellen unter Zuhilfenahme des MoFlo-Zellsorters (siehe 4.2.1.2).

4.2.2.8.2 Herstellung der A5-mKLRG1-Zellen

Zunächst wurde das wt-mKLRG1 über eine XhoI- und eine HindIII-Schnittstelle aus dem pDNA3.1-mKLRG1-Plasmid ausgeschnitten (siehe 4.2.2.1). Dann wurde es über eine XhoI- und eine HindIII-Schnittstelle in den proretroviralen pMSCV2.2-Vektor ligiert (siehe 4.2.2.2). Anschließend wurden One Shot TOP 10 E. coli (Invitrogen) mit dem Vektor transfiziert und die DNA auf diesem Weg vermehrt (siehe 4.2.2.3). Zum Schluss erfolgten die retrovirale Transduktion der A5-Zellen (siehe 4.2.1.14) und die Anreicherung der für das wt-mKLRG1-Protein positiven Zellen unter Zuhilfenahme des MoFlo-Zellsorters (siehe 4.2.1.2).

4.2.2.8.3 Herstellung der A5-Y_7F-mKLRG1-Zellen

Zunächst wurde das Y_7F-mKLRG1 über eine PmeI (= MssI)- und eine XhoI-Schnittstelle aus dem pcDNA3.1-Plasmid ausgeschnitten (siehe 4.2.2.1) und über eine PmeI (= MssI)- und SalI-Schnittstelle in den proretroviralen pMSCV2.2-Vektor ligiert (siehe 4.2.2.2). Anschließend wurden One Shot TOP 10 E. coli (Invitrogen) mit dem Vektor transfiziert und die DNA auf diesem Weg vermehrt (siehe 4.2.2.3). Zum Schluss erfolgten die retrovirale Transduktion der A5-Zellen (siehe 4.2.1.14) und die Anreicherung der für das Y_7F-mKLRG1-Protein positiven Zellen unter Zuhilfenahme des MoFlo-Zellsorters (siehe 4.2.1.2).

4.2.2.8.4 Herstellung der L929-I-E^d-mE-Cadherin-Zellen

Zunächst wurde das mE-Cadherin über eine NotI- und eine SalI-Schnittstelle aus dem murinen-E-Cadherin-Bluescript-Plasmid ausgeschnitten (siehe 4.2.2.1) und über eine XhoI- und NotI-Schnittstelle in den proretroviralen pMSCV2.2-Vektor ligiert (siehe 4.2.2.2). Anschließend wurden One Shot TOP 10 E. coli (Invitrogen) mit dem Vektor transfiziert und die DNA auf diesem Weg vermehrt (siehe 4.2.2.3). Zum Schluss erfolgten die retrovirale Transduktion der L929-I-E^d-Zellen (siehe 4.2.1.14) und die Anreicherung der für das mE-Cadherin-Protein positiven Zellen unter Zuhilfenahme des MoFlo-Zellsorters (siehe 4.2.1.2).

5. Ergebnisse

5.1 Rolle der einzelnen Domänen von E-Cadherin für die Interaktion mit KLRG1

5.1.1 Die extrazellulären Domänen 1 und 2 von E-Cadherin sind für die heterophile Interaktion mit murinem KLRG1 notwendig

Humanes und murines E-Cadherin weisen mit ca. 89 % ein hohes Maß an Homologie auf. Sie gehören zur Cadherin-Superfamilie und werden von zahlreichen Zellen wie zum Beispiel epithelialen Zellen, Keratinozyten und Langerhans-Zellen exprimiert. Kürzlich konnte der NK-Zell-Rezeptor KLGR1 als Ligand von E-Cadherin identifiziert werden. Es war deshalb von Interesse, die für eine Interaktion zwischen KLRG1 und E-Cadherin essentiellen Domänen zu identifizieren. Zu diesem Zweck wurden mit L929-Zellen, die verschiedene E-Cadherin-Mutanten exprimieren, A5-mKLRG1-Reporterversuche durchgeführt.
Bei den A5-mKLRG1-Reporterzellen handelt es sich um T-Zell-Hybridomazellen, die retroviral mit einem chimären DNA-Konstrukt transduziert wurden, das für ein Fusionsprotein kodiert. Dieses Protein besteht aus dem extrazellulären und transmembranären Teil des murinen bzw. humanen KLRG1-Moleküls und dem intrazellulären Teil der ITAM-positiven CD3ζ-Kette des TZR. Des Weiteren besitzen die A5-Zellen eine NFAT/GFP-Expressionskassette. Die Bindung eines Liganden an den extrazellulären KLRG1-Teil des Fusionsproteins führt über das ITAM der CD3ζ-Kette und mittels NFAT-vermittelter Aktivierung zur GFP-Induktion. Bei den L929-Zellen handelt es sich um Zellen muriner Fibroblasten-Zelllinien, die mit verschiedenen Mutanten des humanen E-Cadherins transfiziert wurden. Bei den fünf verwendeten Mutanten (Δ1-Δ5) wurde je eine Deletion von Exon 1 bis Exon 5 eingefügt. Die Expressionsstärke der E-Cadherin-Mutanten auf L929-Zellen war untereinander und mit dem Wildtyp E-Cadherin vergleichbar (siehe Abbildung 1A, linke Spalte). Auf diese Weise war es möglich, die Relevanz jeder einzelnen Domäne genau zu charakterisieren.
Im Folgenden wurden die verschiedenen L929-Klone, L929-mock, L929-E-Cadherin und die Deletionsmutanten L929Δ1 bis L929Δ5 in einer 24-Loch-Platte ausgesät und für ca. 15 Stunden bis zur 80-100 %-igen Konfluenz bebrütet. Nun wurden zu jedem Ansatz A5-mKLRG1- bzw. A5-hKLRG1-Reporterzellen pipettiert und die Zellen für 9 Stunden gemeinsam kultiviert. Nach dem Ernten der Zellen wurden die Reporterzellen zur Differenzierung von den L929-Fibroblasten mit anti-KLRG1-mAK (Alexa 647) gefärbt und

der Erfolg der Interaktion zwischen KLRG1 und E-Cadherin am prozentualen Anteil GFP-positiver Zellen mittels FACS-Analyse quantifiziert.

Bei der Kokultur der A5-mKLRG1-Reporterzellen mit L929-E-Cadherin-Zellen ergab sich mit 40 % GFP-positiven Reporterzellen ein starkes Signal, wohingegen die Negativkontrolle mit L292-mock-Zellen zu keiner signifikanten GFP-Induktion in A5-Reporterzellen führte. Folglich kann die GFP-Induktion als E-Cadherin-spezifisch angesehen werden. Auffallend war, dass sowohl die Δ1- als auch die Δ2-Mutante keine bzw. nur eine der Negativkontrolle vergleichbare GFP-Induktion verursachen konnten, während für die Δ3- (34 %), Δ4- (28 %) und Δ5- (26 %) E-Cadherin-Deletion eine dem Wildtyp E-Cadherin äquivalente, jedoch von Δ3 über Δ4 bis hin zu Δ5 leicht abnehmende Zahl an GFP-positiven Zellen verzeichnet werden konnte (siehe Abbildung 1B, mittlere Spalte).

Die Daten zeigen deutlich, dass die apikalen extrazellulären Domänen 1 und 2 des E-Cadherins für die heterophile Interaktion mit murinem KLRG1 notwendig sind. Die Deletion der Domänen 3, 4 und 5 hatte zwar eine leichtgradige Beeinträchtigung der KLRG1- und E-Cadherin-Interaktion zur Folge, für eine hinreichende Interaktion konnte auf sie jedoch verzichtet werden.

5.1.2 Alle extrazellulären Domänen von E-Cadherin sind für die heterophile Interaktion mit humanem KLRG1 notwendig

Zur Untersuchung der Interaktion zwischen humanem KLRG1 und humanem E-Cadherin wurden analog zum oben beschriebenen Vorgehen A5-hKLRG1-Reporterzellen hergestellt und mit L929-mock, L929-E-Cadherin und den Deletionsmutanten Δ1 bis Δ5 für 9 Stunden in Kokultur gehalten.

Bei der Kokultur mit L929-E-Cadherin-Zellen ergab sich mit 38 % GFP-positiven Reporterzellen ein starkes Signal, wohingegen die Negativkontrolle mit L292-mock-Zellen zu keiner signifikanten GFP-Induktion in A5-Reporterzellen führte. Folglich kann auch in diesem Versuch die GFP-Induktion als E-Cadherin-spezifisch angesehen werden. Die Δ1-, Δ2-, Δ4- und Δ5-Mutante zeigten keine bzw. eine der Negativkontrolle entsprechende GFP-Induktion. Lediglich die Δ3-Mutante konnte in 13 % der Reporterzellen eine milde GFP-Induktion anstoßen (siehe Abbildung 1C, rechte Spalte). Aufgrund der gewonnenen Daten kann angenommen werden, dass für die heterophile Interaktion zwischen humanem KLRG1 und humanem E-Cadherin jede Domäne notwendig ist.

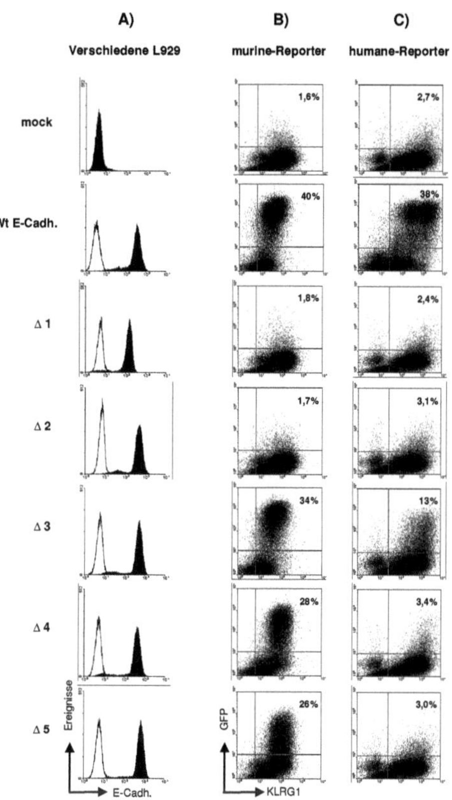

Abbildung 1

L929-mock-, L929-E-Cadherin- bzw. L929Δ1- bis Δ5-Zellen wurden für 9 Stunden gemeinsam mit A5-mKLRG1- bzw. A5-hKLRG1-Reporterzellen kultiviert. Vor der FACS-Analyse wurden die Reporterzellen zur Differenzierung von L929-Zellen mit anti-KLRG1-mAK gefärbt. Dargestellt ist ein repräsentatives von fünf unabhängigen Experimenten.

A) Die Expressionsstärke der verschiedenen E-Cadherin-Mutanten auf L929-Zellen ist untereinander und mit der des Wildtyps E-Cadherin vergleichbar. Die linke Histogramm-Spalte gibt einen Überblick über die jeweilige Expressionshöhe des E-Cadherins verschiedener L929-Zellen im Vergleich zur Kontrolle mit Zweitantikörper. Der E-Cadherin-spezifische mAK SHE78-7 wurde bis auf Δ1 in allen Färbungen eingesetzt, für Δ1 kam der mAK 180224 zum Einsatz. **B) Die extrazellulären Domänen 1 und 2 von E-Cadherin sind für die heterophile Interaktion mit murinem KLRG1 notwendig.** Die Punktdiagramme zeigen die KLRG1-Expression und den prozentualen Anteil an GFP-positiven A5-Zellen, sie dienen daher als Maß für die stattgefundene E-Cadherin-KLRG1-Interaktion. **C) Alle extrazellulären Domänen von E-Cadherin sind für die heterophile Interaktion mit humanem KLRG1 notwendig.** Die Punktdiagramme zeigen die KLRG1-Expression und den prozentualen Anteil an GFP-positiven A5-Zellen, sie dienen daher als Maß für die stattgefundene E-Cadherin-KLRG1-Interaktion.

5.2 Das mechanische Aufbrechen von Zellaggregaten führt zur verstärkten Interaktion zwischen KLRG1 und seinem Liganden E-Cadherin

In natürlich organisierten Gewebeverbänden ist E-Cadherin für KLRG1 bereits aus sterischen Gründen nur eingeschränkt zugänglich, da E-Cadherin in erster Linie zwischen den Epithelzellen lokalisiert ist, um dort seiner Funktion als Adhäsionsmolekül gerecht zu werden. Ferner sind die Domänen 1 und 2 sowohl an der homophilen cis- und trans-Interaktion des E-Cadherin als auch an der heterophilen Interaktion mit KLRG1 beteiligt, was eine Zugänglichkeit zusätzlich erschweren könnte. Bei Schädigung eines Zellverbandes kommt es zur Desintegration der Zell/Zell-Kontakte und damit zur Freilegung von E-Cadherin. Theoretisch würde dieser Prozess zu einer besseren Zugänglichkeit des E-Cadherins für die Interaktion mit KLRG1 führen. Hieraus könnte eine Verstärkung der Interaktion von E-Cadherin^{+}-Zellen mit KLRG1^{+}-, CD4^{+}- und CD8^{+}-T-Zellen bzw. NK-Zellen in destruiertem Gewebe resultieren. Folglich könnten hemmenden, KLRG1-vermittelten Effekten insbesondere in inflammatorischen Geweben wichtige physiologische Funktionen zukommen, wie beispielsweise die Reduktion immunpathologischer Prozesse durch Anhebung der Aktivierungsschwelle von Immunzellen.

Um experimentelle Daten für diese Hypothese zu gewinnen, wurden in Medium gelöste E-Cadherin-transfizierte L929-Fibroblasten für ca. 15 Stunden im Inkubator geschüttelt. Den Zellen war es unter diesen Bedingungen nicht möglich, an den Boden des Kulturgefäßes zu binden, sodass sie stattdessen große Zellkugeln ausbildeten. Diese L929-Kugeln dienten im so genannten Gewebeansatz als artifizielle Gewebeverbände. Zur Simulation einer Gewebedestruktion wurden die Zellkugeln im Gewebedestruktionsansatz durch mehrmaliges Resuspendieren mit einer Pipette zerstört und die Zellen auf diesem Wege vereinzelt. Die Quantifizierung der Interaktion bzw. Zugänglichkeit von E-Cadherin für KLRG1 erfolgte anhand von A5-mKLRG1-Reporterversuchen mit intakten und zerstörten Zellkugeln für ca. 4 bis 5 Stunden. Um die Zellen bei der FACS-Analyse besser voneinander unterscheiden zu können, wurden die L929-Zellen mit dem Farbstoff CMTMR und die Reporterzellen mit dem anti-KLRG1-mAK (2F1-Alexa 647) gefärbt.

Im Gewebeansatz waren 20 % der A5-Zellen GFP-positiv, nahezu 80 % wiesen dagegen keinerlei GFP-Induktion auf (siehe Abbildung 2, linke Spalte). Im Gewebedestruktionsansatz hingegen zeigte sich das umgekehrte Bild, und es konnte in annähernd 80 % der Reporterzellen eine GFP-Induktion beobachtet werden (siehe Abbildung 2, rechte Spalte). Diese Daten unterstützen die Theorie, dass die Zerstörung der physiologischen Gewebearchitektur zu einer verstärkten Interaktion zwischen KLRG1 und E-Cadherin führt.

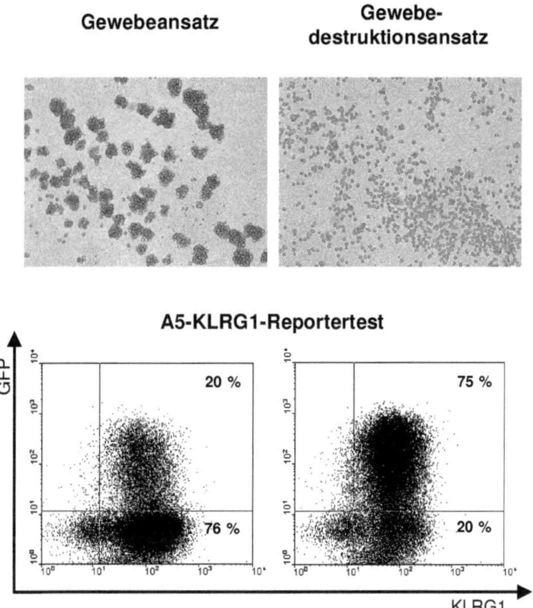

Abbildung 2

Das mechanische Aufbrechen von Zellaggregaten führt zur verstärkten Interaktion zwischen KLRG1 und E-Cadherin.

L929-E-Cadherin-Zellen formierten nach 15 Stunden Schütteln im Inkubator Zellkugeln, die im Folgenden als artifizielle Gewebeverbände fungierten. Im so genannten Gewebeansatz (linke Spalte) wurden die Kugeln in ihrer Struktur belassen, im Gewebedestruktionsansatz (rechte Spalte) durch mehrmaliges Pipettieren zerstört. Anschließend wurde ein 4- bis 5-stündiger A5-mKLRG1-Reporterversuch durchgeführt. Zur besseren Zelldifferenzierung wurden die L929-Zellen mit CMTMR, die Reporterzellen mit anti-KLRG1-mAK gefärbt und die GFP-Induktion mittels FACS-Analyse bestimmt. Dargestellt ist ein repräsentatives von vier unabhängigen Experimenten.

5.3 Charakterisierung der hemmenden Wirkung von KLRG1 nach Antikörper-vermittelter Kreuzvernetzung

5.3.1 Die Antikörper-vermittelte KLRG1-Kreuzvernetzung hemmt die CD3/TZR-induzierte NFAT-Aktivierung

Trotz des ITIMs und der naheliegenden hemmenden Wirkung konnte die genaue Funktion von murinem KLRG1 sowohl in vitro als auch in vivo bisher nicht abschließend geklärt werden. Zur Klärung dieser Fragestellung war es notwendig, ein sehr stabiles und gut zu kontrollierendes In-vitro-System zu etablieren. Aus diesem Grund wurden für die Experimente murine $CD4^+$-T-Zell-Hybridomazellen mit einer NFAT/GFP-Expressions-kassette (A5-Zellen) eingesetzt. Die NFAT-Aktivierung, die unter anderem durch TZR-vermittelte Signale ausgelöst wird, konnte in diesen Zellen über die Höhe einer GFP-Induktion mittels FACS-Analyse quantitativ bestimmt werden. Eine stabile und quantifizierbare TZR- bzw. KLRG1-Stimulation der Zellen wurde über die Kreuzvernetzung der Rezeptoren mit monoklonalen, Festphase-gekoppelten Antikörpern sichergestellt.
Die A5-Zellen wurden für die Experimente retroviral mit KLRG1 transduziert. Als Kontrolle dienten zum einen parentale Zellen und zum anderen ein Isotyp-Kontroll-Antikörper (Syrischer Hamster IgG), sodass jeder Versuch letztlich doppelt kontrolliert werden konnte. Ferner wurde eine A5-KLRG1-Mutante (A5-Y_7F-KLRG1) hergestellt, bei der das Tyrosin in Position 7 des einzigen atypischen ITIMs gegen ein Phenylalanin ausgetauscht wurde. Durch diese Mutation sollte die Annahme untersucht werden, ob das Tyrosin des atypischen ITIMs tatsächlich die entscheidende Stelle zur Bindung diverser, für die Signalübertragung wichtiger Phosphatasen darstellt.Die transduzierten A5-Zellen exprimierten das Wildtyp-KLRG1 und das Y_7F-KLRG1 in gleicher Dichte (siehe Abbildung 3A).
Im ersten Experiment wurde untersucht, ob die Kreuzvernetzung des KLRG1 mit Hilfe des anti-KLRG1-mAK (2F1) eine Verminderung der GFP-Induktion und somit eine Hemmung der CD3/TZR-vermittelten NFAT-Aktivierung verursachen kann. Zu diesem Zweck wurden parentale A5-, A5-KLRG1- und A5-Y_7F-KLRG1-Zellen über Festphase-gekoppelte anti-KLRG1- bzw. Isotyp-Kontroll-Antikörper bei simultan erfolgender CD3/TZR-Kreuzvernetzung stimuliert. Nach verschiedenen Zeitpunkten wurde die GFP-Induktion mittels FACS-Analyse bestimmt. Im Anschluss erfolgte als zusätzliche Kontrolle der Vergleich der GFP-Induktion des KLRG1-Ansatzes mit dem des Isotyp-Kontrollansatzes. Zu diesem Zweck wurde die GFP-Induktion der Isotyp-Kontrolle als 100 %-GFP-Induktion herangezogen und mit der GFP-Induktion bei KLRG1-Kreuzvernetzung verglichen. So

konnte über eine Zusammenstellung mehrerer unabhängiger Experimente die statistische Signifikanz der gewonnenen Daten überprüft werden.

Die GFP-Induktion in A5-KLRG1-Zellen konnte durch die KLRG1-Kreuzvernetzung signifikant auf 44 % reduziert werden. Wie zu erwarten war, wurde bei parentalen A5-Zellen dagegen keine Hemmung festgestellt. Aus diesem Grund kann bei der mit A5-KLRG1-Zellen beobachteten Hemmung von einem KLRG1-spezifischen Effekt ausgegangen werden. Interessanterweise zeigte sich bei der A5-Y_7F-KLRG1-Mutante eine Reduktion der GFP-Induktion auf 63 %, also auf ein intermediäres Niveau (siehe Abbildung 3C). Die Abbildung 3B ist ein repräsentatives Experiment von fünf zum Zeitpunkt nach 6 Stunden.

Aus diesem Sachverhalt kann geschlossen werden, dass die Kreuzvernetzung des murinen KLRG1 in der Lage ist, die CD3/TZR-vermittelte NFAT-Aktivierung der Zelle zu hemmen. Ferner scheint das Tyrosin des ITIMs eine wichtige Rolle bei der Vermittlung dieser Signale zu spielen. Überraschenderweise war diese Aminosäure für die hemmenden Effekte von KLRG1 jedoch nicht absolut notwendig.

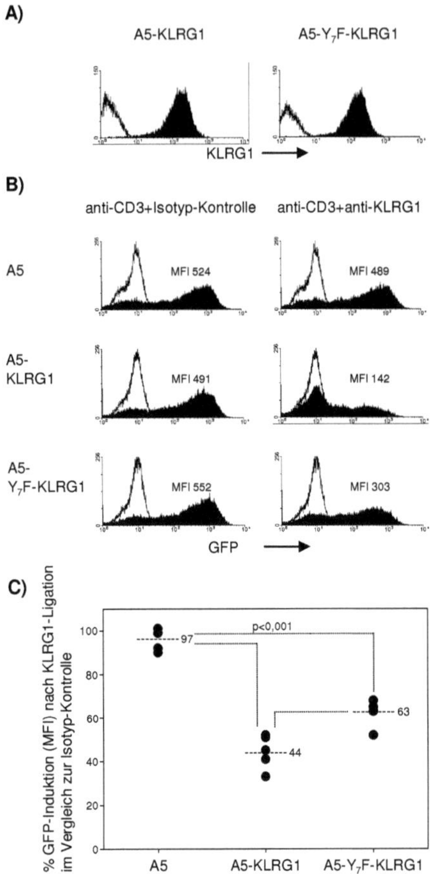

Abbildung 3

Die Antikörper-vermittelte Kreuzvernetzung von KLRG1 hemmt die CD3/TZR-induzierte NFAT-Aktivierung.

Parentale A5-, A5-KLRG1- und A5-Y_7F-KLRG1-Zellen wurden in einer mit anti-CD3-mAK und anti-KLRG1-mAK bzw. Isotyp-Kontroll-Antikörpern beschichteten Platte für 6 Stunden stimuliert. Nach abgeschlossener Stimulation wurden die Zellen geerntet und die GFP-Induktion mittels FACS-Analyse bestimmt. **A)** Die A5-Zellen exprimierten Wildtyp-KLRG1 und Y_7F-KLRG1 in gleicher Dichte. **B)** Die ausgefüllten Histogramme zeigen die GFP-Induktion für stimulierte, die offenen Histogramme für unstimulierte Zellen. Dargestellt ist ein repräsentatives von fünf Experimenten zum Zeitpunkt nach 6 Stunden. **C)** Bei diesem Schaubild ist die GFP-Induktion des KLRG1-Ansatzes in Prozent des Isotyp-Kontrollansatzes ausgedrückt. Dies ermöglicht eine Zusammenstellung zweier unabhängiger Experimente mit je 3 Antikörper-Titrationsstufen (p-Wert < 0,001).

5.3.2 Die Antikörper-vermittelte KLRG1-Kreuzvernetzung reduziert die Empfindlichkeit gegenüber AICD

Nachdem gezeigt werden konnte, dass durch die Antikörper-vermittelte KLRG1-Kreuzvernetzung die CD3/TZR-vermittelte NFAT-Aktivierung gehemmt wird, bestand großes Interesse an weiteren funktionellen Eigenschaften der Lymphozyten, die durch eine KLRG1-vermittelte Hemmung beeinflusst werden können. Hierzu zählt beispielsweise der sogenannte „aktivierungsinduzierte Zelltod" („activation induced cell death" bzw. AICD).
Für die Experimente wurden analog zum bereits erwähnten Vorgehen parentale A5-, A5-KLRG1- und Y_7F-KLRG1-Zellen über Festphase-gekoppelte anti-KLRG1- bzw. Isotyp-Kontroll-Antikörper und gleichzeitig erfolgender CD3/TZR-Kreuzvernetzung stimuliert. Die aktivierten Zellen wurden nach verschiedenen Zeitpunkten geerntet, zum Nachweis toter Zellen mit Propidium Iodide gefärbt und die Proben mittels FACS-Analyse untersucht. Bei der Auswertung wurde die Anzahl toter Zellen im Isotyp-Kontrollansatz stets als 100 %-Wert des Zelltodes herangezogen und mit den Daten aus dem KLRG1-Ansatz verglichen.
Durch die AK-vermittelte KLRG1-Kreuzvernetzung konnte die Anzahl toter Zellen im A5-KLRG1-Experiment signifikant auf 72 % reduziert werden (siehe Abbildung 4). Bei parentalen A5-Zellen war der prozentuale Anteil toter Zellen im KLRG1-Ansatz gleich hoch wie bei der Verwendung des Isotyp-Kontroll-Antikörpers, sodass auch bei den in diesem Experiment beobachteten Ergebnissen von einem KLRG1-spezifischen Effekt ausgegangen werden kann. Interessanterweise zeigte sich wie bereits bei der Hemmung der GFP-Induktion im vorangegangenen Experiment bei der Y_7F-KLRG1-Mutante mit 82 % eine Reduktion der toten Zellen auf ein intermediäres Niveau (siehe Abbildung 4).
Die Daten zeigen deutlich, dass hemmende KLRG1-vermittelte Effekte die Empfindlichkeit von T-Zell-Hybridomazellen gegenüber AICD signifikant reduzieren. Dieses Ergebnis deckt sich in Bezug auf die Relevanz des Tyrosins im KLRG1 ITIM mit den Erkenntnissen aus dem vorangegangenen Experiment.

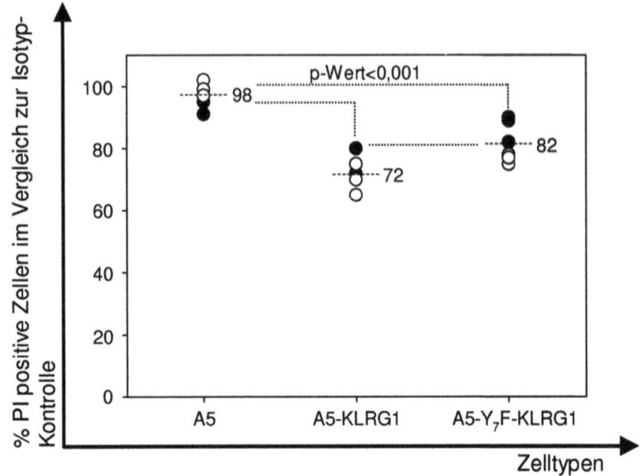

Abbildung 4

Die Antikörper-vermittelte KLRG1-Kreuzvernetzung reduziert die Empfindlichkeit gegenüber AICD. Parentale A5-, A5-KLRG1- und A5-Y_7F-KLRG1-Zellen wurden in mit anti-CD3-mAK und anti-KLRG1-mAK bzw. Isotyp-Kontroll-Antikörpern beschichteten Platten für 6 Stunden stimuliert. Nach abgeschlossener Stimulation wurden die Zellen geerntet und die Anzahl toter Zellen mittels FACS-Analyse bestimmt. Bei diesem Schaubild wurde die Anzahl der Propidium-Iodide$^+$-Zellen des KLRG1-Ansatzes in Prozent des Isotyp-Kontrollansatzes ausgedrückt. Es handelt sich um eine Zusammenstellung zweier unabhängiger Experimente mit je 3 Antikörper-Titrationsstufen (p-Wert < 0,001).

5.3.3 Die Antikörper-vermittelte KLRG1-Kreuzvernetzung hemmt die Fas-L-vermittelte Zielzelllyse durch CD4$^+$-A5-Effektorzellen

NK- und CD8$^+$-T-Zellen können sich verschiedener Mechanismen bedienen, um infizierte bzw. potenziell gefährliche Zellen zu lysieren. Eine ihrer Waffen ist die Expression von Fas-Liganden (CD95-Ligand), durch die sie Fas(CD95)-positive Zielzellen dem programmierten Zelltod zuführen, dem so genannten extrinsischen Apoptoseweg. Die Hemmung der A5-Zellen über KLRG1 könnte zu einer verminderten FasL-Expression und damit zu einer verminderten lytischen Kapazität gegenüber Fas-positiven Zielzellen führen. Um diese Hypothese und die bereits dargestellte Hemmung des Zelltodes durch KLRG1-Signalleitung genauer zu charakterisieren, wurde der im Folgenden beschriebene ^{51}Cr-Freisetzungsversuch durchgeführt.

Als Zielzellen fungierten L1210-Zellen, die mit einem Fas-cDNA enthaltenen Expressionsvektor transfiziert wurden. Aus diesem Grund sind L1210-Fas-Zellen empfindlich gegenüber Fas-L-induzierter Apoptose. Als Effektoren wurden durch CD3/TZR-Kreuzvernetzung und anti-KLRG1- bzw. Isotyp-Kontroll-Antikörper aktivierte parentale A5-, A5-KLRG1- und A5-Y_7F-KLRG1-Zellen genutzt. Bei Kokultur der aktivierten A5-Zellen mit L1210-Fas-Zellen erfolgte entsprechend der Fas-L-Expression eine Lyse. Die Lyse der Zielzellen diente somit als indirektes Maß für die Fas-L-Induktion auf den A5-Zellen. Bei der Datenauswertung wurde die spezifische Lyse im Isotyp-Kontrollansatz erneut als 100 %-Wert der Zielzelllyse betrachtet und die ermittelten Werte mit dem KLRG1-Ansatz verglichen.

Bei A5-KLRG1-Zellen zeigte sich durch die Kreuzvernetzung von KLRG1 eine deutliche Reduktion der Zielzelllyse auf 38 % und damit eine Hemmung der Fas-L-Induktion (siehe Abbildung 5B, mittlere Spalte). Dieser Effekt kann als KLRG1-spezifisch gewertet werden, da die KLRG1-Kreuzvernetzung auf parentalen A5-Zellen keine Wirkung zeigte (siehe Abbildung 5B, linke Spalte). Wie bereits bei den vorherigen Versuchen beschrieben, nahm die A5-Y_7F-KLRG1-Mutante auch bei diesem Versuch eine Mittelstellung ein. Es zeigte sich jedoch immer noch eine deutliche Fas-L-Induktionshemmung auf 60 % (siehe Abbildung 5B, rechte Spalte). Die Abbildung 5A ist ein repräsentatives Experiment von vier zum Zeitpunkt nach 6 Stunden.

Zusammenfassend lässt sich sagen, dass die KLRG1-Kreuzvernetzung über Festphase-gekoppelte Antikörper bei anti-CD3/TZR-vermittelter Stimulation die NFAT-Aktivierung, den AICD und die Fas-L-vermittelte lytische Aktivität von A5-T-Zell-Hybridomazellen hemmt. Darüber hinaus führt der Austausch des Tyrosins im ITIM des KLRG1 gegen ein Phenylalanin zwar zu einer Verminderung der hemmenden Wirkung, jedoch nicht zu einem vollständigen Verlust der hemmenden KLRG1-vermittelten Effekte.

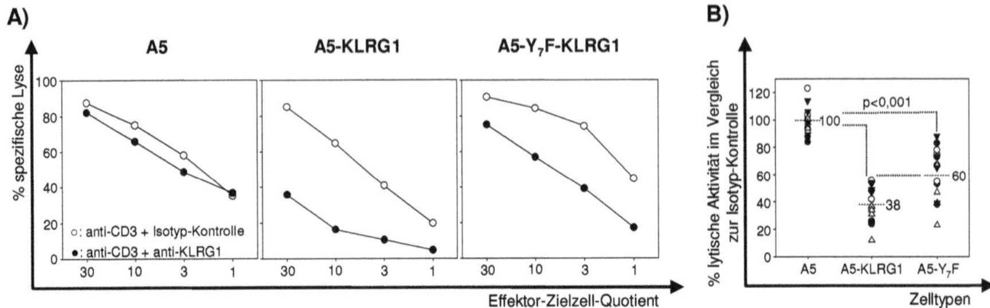

Abbildung 5

Die Antikörper-vermittelte KLRG1-Kreuzvernetzung hemmt die FasL-vermittelte Zielzelllyse durch CD4$^+$-A5-Effektorzellen.

Als Effektoren wurden über AK-Kreuzvernetzung aktivierte parentale A5-, A5-KLRG1- und A5-Y_7F-KLRG1-Zellen verwendet. Nach 9 Stunden anti-CD3/TZR-Aktivierung wurden die Effektoren geerntet und mit L1210-Fas-Zielzellen in einem Fas-Zytotoxizitätstest in den angegebenen Verhältnissen eingesetzt. **A)** Dieses Diagramm zeigt ein repräsentatives Experiment von vier nach 6-stündiger Inkubationszeit. **B)** In diesem Schaubild wurden die ersten 4 Titrationsstufen von vier unabhängigen Zytotoxizitätstests zusammengefasst (p-Wert < 0,001).

5.3.4 Die KLRG1-vermittelte Hemmung ist nur bei Ko-Ligation mit dem aktivierenden Rezeptor möglich

Es ist bekannt, dass eine Hemmung bei einigen Rezeptoren nur dann suffizient erfolgen kann, wenn der hemmende und der aktivierende Rezeptor ihren Liganden in räumlicher Nähe zueinander, in der so genannten immunologischen Synapse binden. Um diese Gegebenheit auch für KLRG1 zu überprüfen, erfolgte die Kreuzvernetzung des KLRG1 und des CD3/TZR im ersten Versuchsansatz über Antikörper, die an dieselbe Festphase (Zellkulturplatte) gekoppelt waren. Im zweiten Ansatz wurde das KLRG1-Signal über die Zellkulturplatte (anti-KLRG1-mAK), das CD3/TZR-Signal hingegen durch an Kügelchen konjugierte anti-CD3-mAK appliziert. In diesem Fall konnten die Signale von verschiedenen Seiten auf die Zelle einwirken. Im dritten Ansatz schließlich wurde das CD3/TZR-Signal über die Zellkulturplatte, das KLRG1-Signal hingegen durch an Kügelchen konjugierte anti-KLRG1-mAK vermittelt. Auch bei diesem Versuchsaufbau wirkten die Signale von verschiedenen Seiten auf die Zelle ein. Die Stimulationen wurden jeweils mit parentalen A5- und A5-KLRG1-Zellen durchgeführt. Nach erfolgter Stimulation wurde die GFP-Induktion mittels FACS-Analyse bestimmt und der KLRG1-Ansatz mit dem Isotyp-Kontrollansatz verglichen.

Bei den A5-KLRG1-Zellen zeigte sich erneut eine deutliche Verminderung der GFP-Induktion bei Applikation der Signale von derselben Seite (Abbildung 6A, zweite Zeile). Im Gegensatz dazu war bei der Signalübertragung von verschiedenen Seiten, d. h. beim Einsatz von Kügelchen und Platte, keine Reduktion der GFP-Induktion bei Antikörper-vermittelter KLRG1-Kreuzvernetzung nachweisbar (Abbildung 6B, zweite Zeile). Beim Einsatz von anti-KLRG1-mAK-gekoppelten Kügelchen konnte lediglich in den ersten beiden Titrationsstufen ein milder, hemmender Effekt beobachtet werden (Abbildung 6C, zweite Zeile). Bei parentalen A5-Zellen wurde keine Hemmung der GFP-Induktion festgestellt, weder bei Applikation der Signale von derselben noch von verschiedenen Seiten. Aus diesem Grund kann von einem KLRG1-spezifischen Effekt ausgegangen werden (Abbildung 6A+B+C, dritte Zeile).

Diese Daten zeigen deutlich, dass die hemmende Funktion von KLRG1 nur dann zum Tragen kommt, wenn KLRG1 in räumlicher Nähe zum aktivierenden Rezeptor (CD3/TZR) kreuzvernetzt wird.

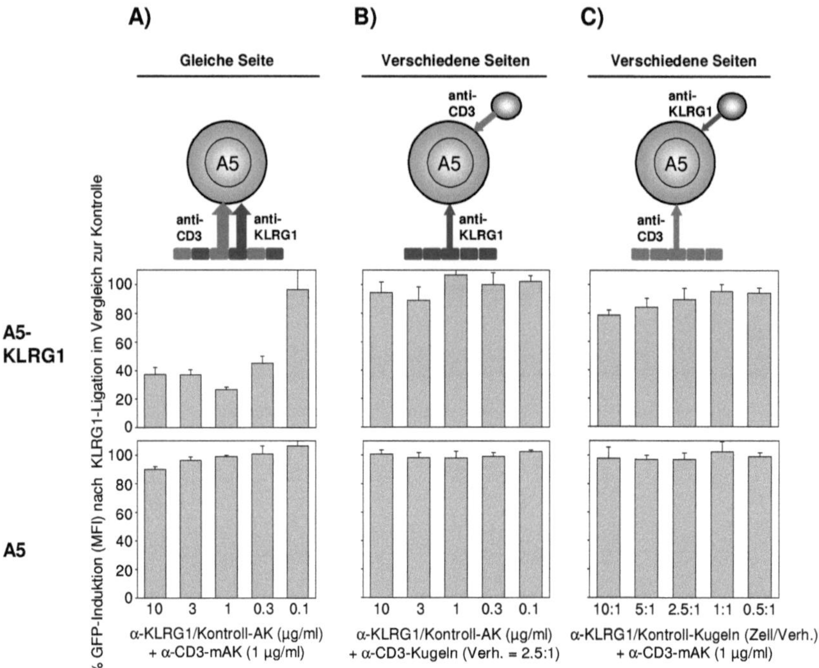

Abbildung 6

Eine KLRG1-vermittelte Hemmung ist nur dann möglich, wenn das KLRG1- und das CD3/TZR-Signal in räumlicher Nähe zueinander auf die Zelle einwirken.

Dargestellt sind die Mittelwerte von vier unabhängigen Experimenten. Nach 6 Stunden wurden die Zellen geerntet und die GFP-Induktion mittels FACS-Analyse bestimmt. **A)** Parentale A5- und A5-KLRG1-Zellen wurden mit Hilfe von anti-CD3-mAK- und anti-KLRG1-mAK- bzw. Isotyp-Kontroll-Antikörper-beschichteten Platten in den angegebenen Konzentrationen stimuliert. **B)** A5-Zellen wurden mit Hilfe von anti-KLRG1-mAK- bzw. Isotyp-Kontroll-Antikörper-beschichteten Platten in den angegebenen Konzentrationen und anti-CD3-mAK-Kügelchen (Kügelchen/Zell-Verhältnis 2,5:1) stimuliert. **C)** A5-Zellen wurden mit Hilfe von anti-CD3-mAK-beschichteten Platten (1 µg/ml) und anti-KLRG1-mAK- bzw. Isotyp-Kontroll-Antikörper-Kügelchen im angegebenen Verhältnis der Kügelchen zu den Zellen stimuliert.

5.3.5 Die Antikörper-vermittelte KLRG1-Kreuzvernetzung hemmt die CD3/TZR-vermittelte Aktivierung und Clusterbildung von $CD8^+$-T-Zellen

Ziel der folgenden Experimente war es, die Resultate im A5-System mit natürlichen $CD8^+$-T-Zellen zu bestätigen und weitere Aussagen über den Effekt von KLRG1 auf Effektorzellfunktionen machen zu können.

Zu diesem Zweck wurden murine $CD8^+$-T-Milzzellen mit Hilfe von anti-CD8-Beads mit einer Reinheit von nahezu 100 % isoliert. Die gewonnenen Zellen konnten nun für Stimulationsexperimente eingesetzt werden. Es wurden $CD8^+$-T-Zellen aus der Milz von P14.KLRG1-tg- und P14.KLRG1-k.o.-Mäusen gewonnen. P14.KLRG1-tg-Mäuse sind doppelt-transgen für KLRG1 und den GP33-spezifischen T-Zell-Rezeptor. P14.KLRG1-k.o.-Mäuse sind genetisch defizient für KLRG1, jedoch transgen für denselben GP33-spezifischen T-Zell-Rezeptor. Die $KLRG1^+$-und $KLRG1^-$-Zellen wurden für drei Tage mittels Kreuzvernetzung mit Hilfe von Festphase-gekoppelten anti-CD3-mAK und anti-KLRG1-mAK bzw. Isotyp-Kontroll-Antikörpern stimuliert.

Bei den KLRG1-k.o.-Zellen konnte mit oder ohne anti-KLRG1-mAK eine deutliche Proliferation, Expansion, Haufenbildung und Vergrößerung der $CD8^+$-T-Zellen beobachtet werden. Bei den KLRG1-positiven Zellen bot sich bei Versuchsansatz mit kreuzvernetzenden Isotyp-Kontroll-Antikörpern dasselbe Bild wie bei den KLRG1-negativen Zellen. Bei Kreuzvernetzung von KLRG1 mittels mAK konnte hingegen keine Proliferation, Expansion, Haufenbildung oder Vergrößerung der $CD8^+$-T-Zellen gesehen werden (siehe Abbildung 7).

Die geschilderten Beobachtungen lassen auch bei ex-vivo-isolierten murinen $CD8^+$-T-Milzzellen auf eine hemmende Funktion von KLRG1 schließen und bestätigen die mit A5-T-Zell-Hybridomazellen gesammelten Daten.

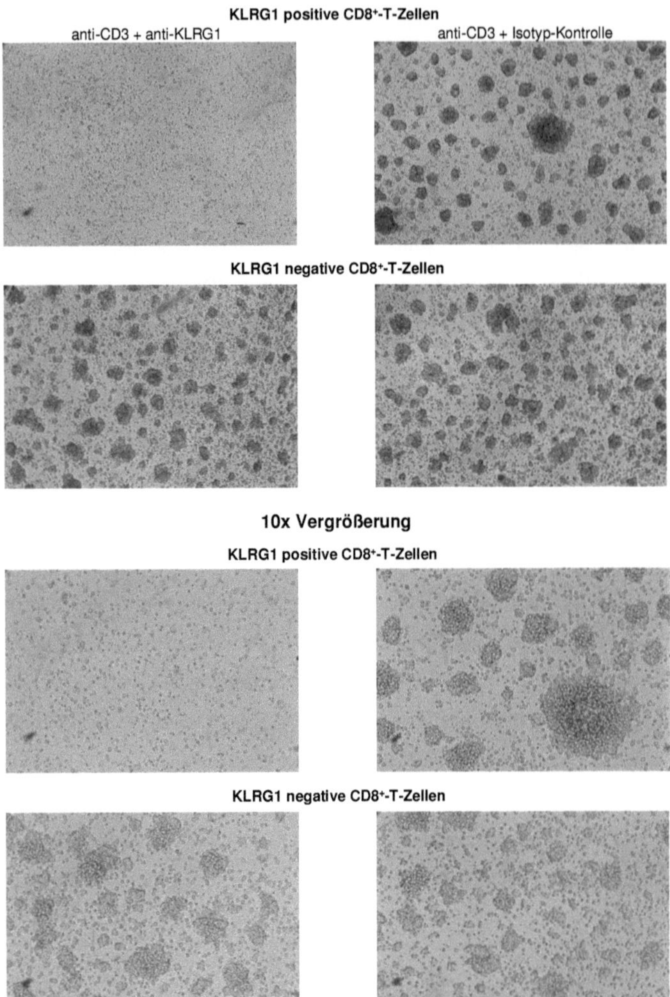

Abbildung 7

Die Antikörper-vermittelte KLRG1-Kreuzvernetzung hemmt die CD3/TZR-vermittelte Aktivierung und Clusterbildung von ex-vivo-isolierten $CD8^+$-T-Zellen.

$CD8^+$-T-Zellen aus der Milz einer P14.KLRG1-tg- und einer P14.KLRG1-k.o.-Maus wurden für drei Tage in einer mit anti-CD3-mAK und anti-KLRG1-mAK (linke Spalte) bzw. Isotyp-Kontroll-Antikörpern (rechte Spalte) beschichteten 96-Loch-Platte stimuliert. Nach Beendigung der Stimulation wurden die Zellen fotografiert.

5.3.6 Die Antikörper-vermittelte KLRG1-Kreuzvernetzung verhindert die Zellteilung von CD8⁺-T-Zellen nach CD3/TZR-Stimulation

Zur besseren Charakterisierung der durch KLRG1 vermittelten Effekte wurde der in 5.3.5 beschriebene Versuchsansatz mit CFSE-markierten Zellen wiederholt und mittels FACS-Analyse ausgewertet.

Die KLRG1$^-$-CD8$^+$-T-Zellen wiesen sowohl mit anti-KLRG1-mAK als auch mit Isotyp-Kontroll-Antikörpern die gleiche Zellteilungsrate auf (siehe Abbildung 8, rechte Spalte). Bei KLRG1$^+$-CD8$^+$-T-Zellen hingegen konnte durch die Kreuzvernetzung von KLRG1 eine deutliche Reduktion der CD3/TZR-induzierten Zellteilungsrate beobachtet werden (siehe Abbildung 8, linke Spalte). Diese Daten verifizieren den bereits rein optisch beschriebenen Phänotyp der Zellkulturen und bestätigen den hemmenden Charakter von KLRG1.

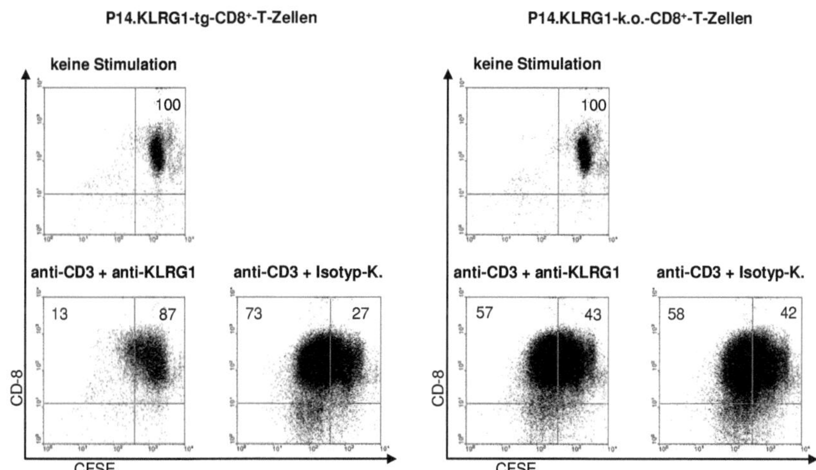

Abbildung 8

Die Antikörper-vermittelte KLRG1-Kreuzvernetzung verhindert die Zellteilung von ex-vivo-isolierten CD8$^+$-T-Zellen nach CD3/TZR-Stimulation.

CD8$^+$-T-Zellen aus der Milz einer P14.KLRG1-tg- und einer P14.KLRG1-k.o.-Maus wurden für drei Tage in einer mit anti-CD3-mAK und anti-Maus-KLRG1-mAK bzw. Isotyp-Kontroll-Antikörpern beschichteten 96-Loch-Platte stimuliert. Nach Beendigung der Stimulation wurden die Zellen mit anti-CD8-APC-mAK gefärbt und die CFSE-Dilution bzw. Zellteilungsaktivität mittels FACS-Analyse ermittelt.

5.3.7 Die Antikörper-vermittelte KLRG1-Kreuzvernetzung verhindert die Entwicklung der lytischen Aktivität von $CD8^+$-T-Zellen nach CD3/TZR-Stimulation

Die nächste Frage, die es zu klären galt, betraf die Beeinflussung der Ausbildung von lytischen Funktionen der $CD8^+$-T-Zellen durch KLRG1-vermittelte Effekte. Zur Klärung dieser Frage wurde ein ^{51}Cr-Zytotoxizitätstest durchgeführt. Als Zielzellen dienten GP33- bzw. Kontrollpeptid-beladene und ^{51}Cr-markierte EL-4-Zielzellen. Die KLRG1-positiven bzw. negativen $CD8^+$-T-Zellen wurden wie zuvor beschrieben über CD3/TZR- und KLRG1-Kreuzvernetzung für drei Tage stimuliert und anschließend für 6 Stunden als Effektoren im ^{51}Cr-Zytotoxizitätstest eingesetzt.

Die KLRG1-negativen Zellen besaßen sowohl mit Stimulation durch anti-KLRG1-mAK als auch mit Isotyp-Kontroll-Antikörpern vergleichbare GP33-spezifische zytolytische Aktivitäten (siehe Abbildung 9, rechte Spalte). Im Gegensatz dazu führte die KLRG1-Ligation bei KLRG1-positiven $CD8^+$-T-Zellen im Vergleich zur Isotyp-Kontrolle zu einer deutlichen Reduktion der Zytolyse (siehe Abbildung 9, linke Spalte). Mit Adenovirus-Kontrollpeptid war keine zytolytische Aktivität der $CD8^+$-T-Zellen zu verzeichnen, sodass bei den Experimenten mit GP33 von einer spezifischen Zelllyse ausgegangen werden kann (siehe Abbildung 9, zweite Zeile).

Die gewonnenen Daten zeigen, dass die Induktion der zytolytischen Aktivität durch CD3/TZR-Stimulation auf ex-vivo-isolierten $CD8^+$-T-Zellen bei gleichzeitiger KLRG1-Kreuzvernetzung signifikant gehemmt wurde.

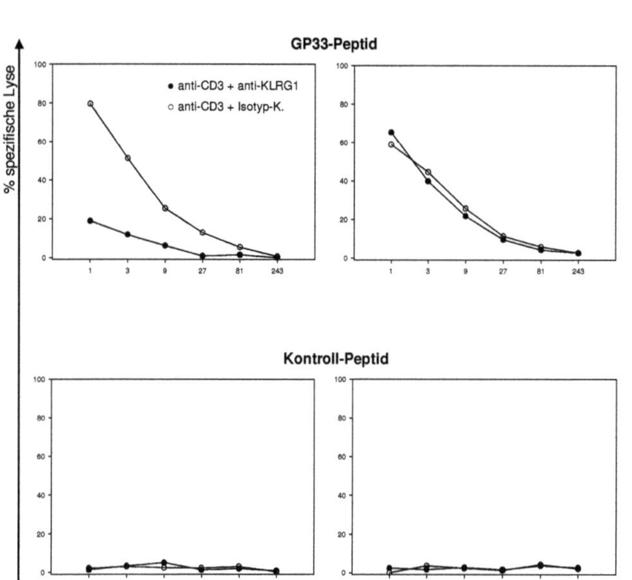

Abbildung 9

Die Antikörper-vermittelte KLRG1-Kreuzvernetzung verhindert die Entwicklung der lytischen Aktivität von ex-vivo-isolierten CD8⁺-T-Zellen nach CD3/TZR-Stimulation.

$CD8^+$-T-Zellen aus der Milz einer P14.KLRG1-tg- und einer P14.KLRG1-k.o.-Maus wurden für drei Tage in einer mit anti-CD3-mAK und anti-KLRG1-mAK bzw. Isotyp-Kontroll-Antikörpern beschichteten 96-Loch-Platte stimuliert. Anschließend wurden die aktivierten $CD8^+$-T-Zellen geerntet und als Effektoren bei einer Zytotoxizitätsbestimmung eingesetzt. Als Zielzellen dienten EL-4-Zellen, die mit dem für P14-TZR-tg-Mäuse spezifischen LCMV-Glykoprotein GP33 (erste Zeile) bzw. dem Adenovirus-Kontrollpeptid (zweite Zeile) inkubiert wurden.

5.4 Die Ligation von KLRG1 mit E-Cadherin hemmt die TZR-vermittelte NFAT-Aktivierung, die Y_7F-KLRG1-Mutante fällt durch eine verstärkte Aktivierung auf

Der Einsatz von Antikörpern zur Kreuzvernetzung von Rezeptoren im Sinne eines artifiziellen Liganden sollte nach Möglichkeit durch Experimente mit natürlichen Liganden überprüft werden. Zu diesem Zweck wurden Klasse-II I-E^d MHC-Molekül-positive L929-Zellen retroviral mit dem murinen E-Cadherin transduziert. Nun konnte den A5-Zellen mit Hilfe des

Klasse-II I-E^d MHC-Moleküls das für ihren T-Zell-Rezeptor spezifische Peptid, das Influenza-Hämagglutinin (HA-Peptid), auf natürlichem Wege präsentiert werden. Dadurch war es möglich, parentale A5-, A5-KLRG1- und A5-Y_7F-KLRG1-Zellen mittels Antigen-Präsentation durch E-Cadherin-positive bzw. negative L929-I-E^d-Zellen zu stimulieren und dabei die Auswirkungen der Interaktion von KLRG1 mit seinem natürlichen Liganden E-Cadherin zu studieren. Zur Quantifizierung der Aktivierung wurde die GFP-Induktion der A5-Zellen mittels FACS-Analyse bestimmt und der Quotient der Stimulation durch L929-I-E^d-mock- zu L929-I-E^d-E-Cadherin-Zellen errechnet.

Die Stimulation der parentalen A5-Zellen ergab eine GFP-Induktion von 101%, also eine identische GFP-Induktion für die Stimulation durch E-Cadherin-positive bzw. negative L929-Zellen (siehe Abbildung 10B, linke Spalte). Für A5-KLRG1-Zellen zeigte sich eine GFP-Induktion von 63 % und somit eine verringerte Stimulation, die über die hemmende Interaktion von KLRG1 mit seinem natürlichen Liganden E-Cadherin erklärt werden kann (siehe Abbildung 10B, mittlere Spalte). Die mit parentalen A5-Zellen gewonnenen Daten belegen, dass es sich bei der Hemmung um KLRG1-spezifische Effekte handelt. Im Falle der A5-Y_7F-KLRG1-Mutante betrug die GFP-Induktion jedoch 116 %, was einen gesteigerten Aktivierungsgrad der KLRG1-Mutantenzellen wiederspiegelt, die über E-Cadherin-positive L929-Zellen stimuliert wurden. In dieser Situation scheint die Interaktion des mutierten KLRG1 mit E-Cadherin aktivierende und nicht wie bisher gezeigt hemmende Effekte zu besitzen (siehe Abbildung 10B, rechte Spalte).

Zusammenfassend lässt sich also schlussfolgern, dass KLRG1 nicht nur bei der Antikörper-vermittelten Kreuzvernetzung, sondern auch bei Ligation mit seinem natürlichen Liganden E-Cadherin hemmende Signale vermittelt und die CD3/TZR-Aktivierung reduziert. In den vorangegangenen Versuchen mit Antikörper-vermittelter KLRG1-Kreuzvernetzung ergaben sich Hinweise darauf, dass dem Tyrosin des ITIMs eine wichtige Rolle in der KLRG1-Signalübertragung zukommt, es jedoch zur Entfaltung der hemmenden Effekte nicht absolut notwendig ist. Im Gegensatz zu den Daten mit Antikörper-vermittelter Kreuzvernetzung zeigte die A5-Y_7F-KLRG1-Mutante bei Bindung an E-Cadherin keine Verringerung, sondern sogar eine Steigerung der GFP-Induktion.

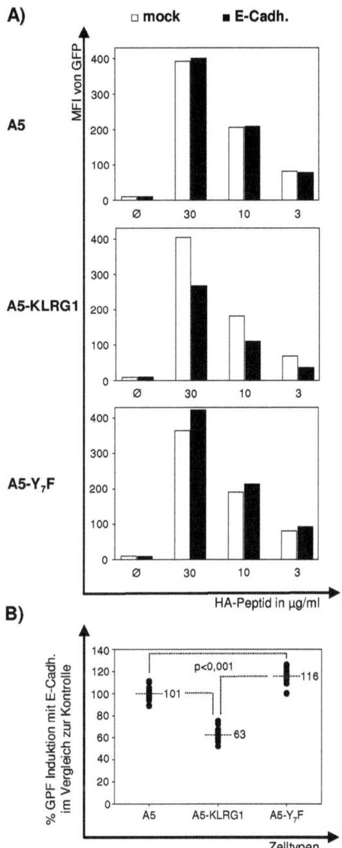

Abbildung 10

Die Ligation zwischen Wildtyp-KLRG1 und seinem natürlichen Liganden E-Cadherin hemmt die TZR-vermittelte NFAT-Aktivierung, wohingegen die Y_7F-KLRG1-Mutante durch eine verstärkte Aktivierung auffällt.

L929-I-E^d- (offene Balken) bzw. L929-I-E^d-E-Cadherin-Zellen (ausgefüllte Balken) wurden gemeinsam mit parentalen A5-, A5-KLRG1- oder A5-Y_7F-KLRG1-Zellen und in der angegebenen Konzentration des HA-Peptids kultiviert. Nach 7 bis 23 Stunden wurden die A5-Zellen geerntet und zur Differenzierung von den L929-Zellen mit anti-CD4-APC-mAK gefärbt. Zum Schluss wurde die GFP-Induktion mittels FACS-Analyse bestimmt.

A) Hier wird die GFP-Induktion eines repräsentativen von vier Experimenten nach 13 Stunden Stimulationszeit gezeigt. **B)** Zu sehen ist die GFP-Induktion mit L929-I-E^d-E-Cadherin-Antigen-präsentierenden Zellen im Vergleich zur Stimulation mit L929-I-E^d-APZ. Hierbei handelt es sich um eine Zusammenfassung von vier unabhängigen Experimenten mit verschiedenen Inkubationszeiten (p-Wert < 0,001).

6. Diskussion

KLRG1 ist ein häufig verwendetes Markermolekül zur Zelldifferenzierung, sowohl für T- als auch für NK-Zellen in Mensch und Maus. Nichtsdestotrotz ist die physiologische Funktion von KLRG1 auch heute noch in weiten Teilen unverstanden. Insbesondere konnte die Frage nach der hemmenden Funktion bisher weder in vivo noch in vitro abschließend geklärt werden, obwohl das ITIM in der zytoplasmatischen Domäne von KLRG1 seine Zugehörigkeit zu den hemmenden Rezeptoren wahrscheinlich macht.

Die Zielsetzung der vorliegenden Doktorarbeit bestand darin, mehr über die strukturellen und funktionellen Aspekte der Interaktion von murinem KLRG1 mit seinem natürlichen Liganden E-Cadherin zu erfahren und die beschriebenen Eigenschaften in einen physiologischen Kontext zu stellen.

Zur Klärung dieser Fragestellung war es notwendig, ein stabiles und gut zu kontrollierendes In-vitro-System zu etablieren. Aus diesem Grund wurde für die Experimente auf A5-Zellen, das sind murine $CD4^{+}$-T-Zell-Hybridomazellen mit einer NFAT/GFP-Expressionskassette, zurückgegriffen. Die Aktivierung von NFAT durch TZR-vermittelte Signale konnte über die Höhe der GFP-Induktion mittels FACS-Analyse quantitativ bestimmt werden. Eine quantifizierbare TZR- bzw. KLRG1-Stimulation der Zellen wurde über die Kreuzvernetzung der Rezeptoren mit monoklonalen Antikörpern, die an eine Festphase (Zellkulturplatte) oder magnetische Kügelchen gekoppelt waren, sichergestellt.

In der Vergangenheit konnte bei ähnlicher Herangehensweise bereits gezeigt werden, dass die Antikörper-vermittelte KLRG1-Kreuzvernetzung einer KLRG1-transfizierten murinen NK-Zelllinie die Lyse von P815-Zielzellen reduziert und die INF-γ-Produktion der NK-Zellen hemmen kann. Ferner wurde geschlussfolgert, dass KLRG1 eine wichtige Rolle bei der Aktivierung von NK-Zellen zukommt (86). Die durch KLRG1-Ligation vermittelte Hemmung der spezifischen Lyse durch einen KLRG1-positiven NK-Zellklon konnte durch die Arbeit von Ito et al. bestätigt werden (51). Unsere Arbeitsgruppe konnte hemmende Effekte bei LAK-Zellen („lymphokine activated killer cells"; mit IL-2 kultiviert) von Wildtyp-B6- bzw. KLRG1-transgenen Mäusen dagegen nicht beobachten (38). Hanke et al. haben in Bezug auf die Zytotoxizität von KLRG1-positiven im Vergleich zu KLRG1-negativen murinen NK-Zellen ebenfalls keinen Unterschied festgestellt (45).

Auffallend ist, dass KLRG1 zwar eine Hemmung bezüglich der Zytokinfreisetzung und Zytotoxizität von murinen Zelllinien ausübte, diese im natürlichen, polyklonalen Mausmodell jedoch nur schwer nachweisbar war. Eine mögliche Erklärung für diese Beobachtung könnte in der physiologischen Rolle von KLRG1 auf murinen NK-Zellen liegen: Nach dem bisherigen Erkenntnisstand spricht Vieles für eine feinmodulatorische Rolle des KLRG1-Moleküls auf murinen NK-Zellen. Aus diesem Grund ist es nicht verwunderlich, dass KLRG1-vermittelte Effekte bisher nur unter speziellen Versuchsanordnungen wie zum Beispiel bei einer Überexpression auf NK-Zelllinien erkennbar waren.

Unsere Arbeitsgruppe analysierte auch die Rolle von KLRG1 im polyklonalen humanen System unter Zuhilfenahme frisch isolierter NK-Zellen. Es zeigte sich eine moderate, aber statistisch signifikante Reduktion der Zytotoxizität, der IFN-γ-Produktion sowie der Exozytose zytotoxischer Vesikel. Die beobachteten Effekte im humanen NK-Zellsystem deuten darauf hin, dass KLRG1 auf humanen NK-Zellen ebenfalls als feinmodulatorischer hemmender Rezeptor wirkt (92). Darüber hinaus war bereits bekannt, dass die Kreuzvernetzung des T-Zell-Rezeptors gemeinsam mit KLRG1 – vermittelt über Festphase-gekoppelte Antikörper – den Ca^{2+}-Einstrom in die Zelle (11) und die Interleukin2-Produktion in T-Zell-Hybridomazellen leicht verringert (106).

Die vorliegende Arbeit zeigt eindrücklich, wie die Ko-Ligation von murinem KLRG1 gemeinsam mit dem T-Zell-Rezeptor eine Hemmung zahlreicher Zellfunktionen zur Folge hat. Die Antikörper-vermittelte KLRG1-Kreuzvernetzung auf $CD4^+$-A5-T-Zell-Hybridomazellen hemmte die CD3/TZR-vermittelte NFAT-Aktivierung und reduzierte die Empfindlichkeit der Zellen gegenüber dem „activation induced cell death“. Zusätzlich hemmte die KLRG1-Ligation die CD3/TZR-vermittelte Fas-L- bzw. CD95-L-Induktion und auf diesem Weg auch die CD95-L-vermittelte Zelllyse durch $CD4^+$-A5-Effektorzellen. Ferner konnte die Hemmung der TZR-vermittelten NFAT-Aktivierung bei Interaktion von KLRG1 mit seinem natürlichen Liganden E-Cadherin gezeigt werden.

Um die Resultate mit den A5-Hybridomazellen zu bestätigen, wurden zusätzliche Versuche mit murinen ex vivo isolierten $CD8^+$ T Zellen durchgeführt. Die KLRG1 Kreuzvernetzung nach CD3/TZR-vermittelter Stimulierung hemmte die Aktivierung der $CD8^+$-T-Zellen bzw. die Zellteilung wurde deutlich gebremst. Darüber hinaus hemmte die KLRG1-Kreuzvernetzung die Induktion der zytotoxischen Aktivität von $CD8^+$-T-Zellen während der CD3/TZR-vermittelten Aktivierung. Die hier angesprochene Reduktion der zytotoxischen Aktivität in Kombination mit einer erhöhten Apoptoseresistenz könnte insbesondere bei starker Zellstimulation und hoher Antigenlast immunpathologische Prozesse vermindern und den Tod der antigenspezifischen T-Zellen durch AICD verhindern.

Eine entscheidende und für KLRG1 bislang noch unbeschriebene Beobachtung war die räumliche Nähe, in der die hemmenden KLRG1- und die aktivierenden CD3/TZR-Signale auf die Zelle einwirken mussten, um die durch KLRG1-vermittelten Effekte zu ermöglichen. Eine vergleichbare Beobachtung machte die Arbeitsgruppe von Vivier für ITIM-tragende KIR-Rezeptoren (16). Dieser Aspekt legt die Vermutung nahe, dass KLRG1 die Funktion von T-Zellen nur dann zu hemmen vermag, wenn die MHC/Antigen- und die KLRG1-Liganden auf denselben Zielzellen exprimiert werden.

Bei genauer Betrachtung ist dieser Aspekt von physiologischer Bedeutung, denn er ermöglicht der Effektorzelle, zur selben Zeit mit mehreren Zielzellen immunologische Synapsen auszubilden und so die Signale einer jeden Zelle unabhängig voneinander zu bewerten. Dieser Mechanismus könnte zum Beispiel verhindern, dass eine entartete bzw. virusinfizierte Zelle durch den hemmenden Schutz ihrer Nachbarzellen der Lyse durch den Effektor entgeht. In diesem Zusammenhang bestätigen die beobachteten KLRG1-vermittelten Effekte in T-Zellen die generelle Beobachtung, dass die Hemmung über ITIM-tragende Rezeptoren eine gemeinsame bzw. Ko-Ligation mit aktivierenden Rezeptoren benötigt (109).

Darüber hinaus war bei der Signalapplikation von verschiedenen Seiten über anti-KLRG1-Kügelchen und Festphase-gekoppelte anti-CD3-mAK eine milde, aber signifikante Hemmung zu beobachten. Dieser Effekt war jedoch nur in den höchsten 3 Titrationsstufen existent, sodass die wahrscheinlichste Erklärung für diese Beobachtung in dem großen Überschuss an anti-KLRG1-Kügelchen begründet ist. Unter diesen Bedingungen sedimentierten zahlreiche Kügelchen direkt auf den Boden der Zellkulturplatte und kamen zwischen der Platte und den Zellen zu liegen. Streng genommen konnte die Signalapplikation nun nicht mehr ausschließlich von verschiedenen Seiten erfolgen, was zu einer leichten Hemmung führte. Bei der Stimulation über anti-CD3-mAK-Kügelchen und Festphase-gekoppelte anti-KLRG1-mAK dagegen wurden die Kügelchen zu den Zellen in einem Verhältnis von 2,5:1 eingesetzt, sodass sich dieser Effekt nicht einstellen konnte.

Die Gruppe von Isreal Pecht untersuchte den hemmenden Einfluss des durch MAFA/KLRG1 generierten Signals auf die Serotoninfreisetzung, wobei die Serotoninfreisetzung über Kreuzvernetzung des hoch affinen FcεRI eingeleitet wurde. Im Gegensatz zu unseren Daten wurde für das KLRG1/MAFA in RBL-2H3-Mastzellen der Ratte eine von der Ko-Ligation mit FcεRI unabhängige Hemmung der sekretorischen Antwort gezeigt. Jedoch wurde durch die gemeinsame Ligation von KLRG1/MAFA der Ratte mit FcεRI die Hemmung der Degranulation von Mastzellen deutlich verstärkt (2). Israel Pechts Arbeitsgruppe konnte dabei nachweisen, dass die MAFA/KLRG1-Kreuzvernetzung mit monoklonalen Antikörpern die PLCγ_2-, Raf-1-Erk1/2- und PKC-p38-gekoppelten Signalwege hemmt. In diesem Zusammenhang sei daran erinnert, dass KLRG1 weder bei Mensch noch bei Maus natürlicherweise auf Mastzellen exprimiert wird und die gewonnenen Erkenntnisse deshalb nicht ohne Weiteres auf NK- und T-Zellen übertragen werden können.

Ein näherer Blick auf die intrazytoplasmatische Struktur des KLRG1 und die möglichen Signalwege könnte ebenfalls dabei helfen, die beschriebenen Sachverhalte besser zu verstehen. KLRG1 besitzt in seinem zytoplasmatischen Teil eine ITIM-Sequenz, die bei der Maus einem atypischen Muster folgt (SxYxxL) und beim Menschen die klassische Aminosäureabfolge (VxYxxL) besitzt (41, 42, 45). In aller Regel vermittelt eine ITIM-Sequenz ein hemmendes Signal. Das KLRG1 der Ratte und der Maus assoziiert im weiteren Verlauf der Signalkaskade an SHIP-1- („SH2-domain-containing inositol polyphosphate 5'-Phosphatase) und SHP-2- (SH2-domain containing phosphotyrosine phosphatase 2") Phosphatasen (106). Die Bindung von Phosphatasen wiederum könnte das molekulare Korrelat der Erkenntnis darstellen, dass eine räumliche Nähe der hemmenden KLRG1- und der aktivierenden CD3/TZR-Signale gegeben sein muss, um die durch KLRG1 vermittelten Effekte zu ermöglichen. Die Hemmung durch Phosphatasen wird im Allgemeinen durch die Dephosphorylierung von aktivierenden Rezeptoren bzw. von anderen Signalmolekülen erreicht. Aus diesem Grund ist die räumliche Nähe der aktivierenden und hemmenden Moleküle, wie sie beispielweise in der immunologischen Synapse gegeben ist, notwendig, um eine Interaktion aller beteiligten Substanzen zu ermöglichen. In diesem Kontext wurde das Tyrosin an Position 7 des singulären ITIMs als essentielle Aminosäure im zytoplasmatischen Schwanz des KLRG1 identifiziert (78, 83, 106, 117).

Tessmer et al. konnten zeigen, dass die Mutation des Tyrosins oder des Leucins der ITIM-Sequenz eine Interaktion von murinem KLRG1 mit SHIP-1 und SHP-2 verhindert. Die genannten Aminosäuren finden sich sowohl beim humanen klassischen (VxYxxL) als auch beim murinen atypischen (SxYxxL) ITIM. Zudem wurde das Serin der atypischen ITIM-Sequenz (SxYxxL) der Maus mutiert, was jedoch die Rekrutierung von SHIP 1 nicht beeinflusste (106). An dieser Stelle sei erwähnt, dass sich im klassischen ITIM-Muster des humanen KLRG1-Moleküls statt des Serins die Aminosäure Valin befindet.

Die gewonnenen Erkenntnisse lassen den Rückschluss zu, dass es zwischen dem klassischen bzw. atypischen ITIM des KLRG1-Moleküls bezüglich der Rekrutierung von Signalmolekülen zur Signalweiterleitung keine wesentlichen Unterschiede gibt. Es sollte jedoch nicht vergessen werden, dass sich humanes und murines KLRG1 nicht nur in der ITIM-Sequenz, sondern auch in anderen Bereichen der zytoplasmatischen Domänen unterscheiden. In Bezug auf diesen Punkt ist zum Beispiel das PxxP-Motiv, ein potenzieller

Kandidat für die Interaktion mit SH3-Domäne-Proteinen, im zytoplasmatischen Schwanz des murinen KLRG1 von besonderer Bedeutung.

Um das atypische ITIM des murinen KLRG1 erstmalig unter funktionellen Gesichtspunkten zu überprüfen, wurden A5-Hybridomazellen retroviral mit einer Y_7F-Mutante des KLRG1-Moleküls transduziert, bei der das Tyrosin in Position 7 des einzigen atypischen ITIM gegen ein Phenylalanin ausgetauscht wurde. Interessanterweise besaß diese Mutante bei Antikörper-Kreuzvernetzungsversuchen entgegen bisheriger Erkenntnisse und eigener Erwartungen immer noch eine signifikante hemmende Wirkung, wenn auch auf einem niedrigeren Niveau als das Wildtyp-KLRG1-Molekül. Unsere Beobachtung steht hier im Gegensatz zum oben erwähnten Bericht von Tessmer und Mitarbeitern (106). Sie zeigten über Antikörper-vermittelte Kreuzvernetzung der Y_7F-Mutante und der TZR-β-Kette, dass die IL-2 Produktion in T-Zell-Hybridomazellen unter den genannten Bedingungen nicht mehr gehemmt werden kann.

Der Grund für diese Diskrepanz liegt möglicherweise in einem Produkt der differierenden Versuchsaufbauten, die sich in zahlreichen Parametern unterschieden. So wurden verschiedene T-Zell-Hybridomazellen (A5 im Vergleich zu DO11), verschiedene stimulierende Antikörper (anti-CD3-mAK im Vergleich zu anti-TCR-β) und verschiedene funktionelle Parameter (NFAT-Aktivierung bzw. CD95L-vermittelte Lyse im Vergleich zu IL2-Sekretion) zur Quantifizierung der hemmenden Funktion verwendet. Besonders hervorzuheben sind in diesem Zusammenhang die funktionellen Parameter, insbesondere die hohe Sensitivität bezüglich differierender GFP-Induktionen im A5-System. Daher könnten beispielsweise hemmende, über das PxxP-Motiv vermittelte Effekte des murinen KLRG1, einem potenziellen Kandidaten für die Interaktion mit SH3-Domäne-Proteinen, sichtbar gemacht worden sein.

Es gibt verschieden Studien, die für Tyrosin-defiziente ITIM-Sequenzen vergleichbare Beobachtungen machen konnten. So konnten zum Beispiel Motoda et al. zeigen, dass mutiertes Ly49A (Y gegen F) noch in der Lage ist, die IL-2-Sekretion zu hemmen (71). Ähnliches konnten Yusa et al. für mutiertes KIR2DL4 (Y gegen F) aufdecken, das trotz mutierter ITIM-Sequenz die Zytotoxizität von NK-Zellen hemmte (121). Aus diesem Sachverhalt kann geschlossen werden, dass das atypische ITIM und insbesondere dessen Tyrosin zwar eine entscheidende Rolle bei der Vermittlung der hemmenden Signale spielt, für eine Signalleitung jedoch nicht absolut notwendig ist.

Um diesen Tatbestand abschließend klären zu können, sind jedoch weitere Analysen notwendig. In dem Zusammenhang wäre es besonders interessant zu erfahren, ob das Tyrosin-defiziente ITIM des KLRG1 noch immer zu einem gewissen Grad in der Lage ist, mit Phosphatasen zu interagieren, oder ob die beobachtete Hemmung vielmehr über andere Signalwege bzw. Signalsequenzen wie zum Beispiel das PxxP-Motiv des murinen KLRG1 vermittelt wird.

Bis zum heutigen Zeitpunkt wurde die Hemmung der Lymphozytenfunktion durch KLRG1-Liganden-tragende Zellen nur in einigen wenigen Fällen im murinen System untersucht. Eine der Untersuchungen stammt von Ito und Kollegen. In ihren Versuchen waren E-Cadherin-exprimierende BW5147-Zielzellen im Vergleich zu parentalen Zielzellen etwas stärker resistent gegenüber Attacken einer KLRG1-positiven NK-Zelllinie (51). Unsere Arbeitsgruppe beobachtete in vitro einen hemmenden Effekt der E-Cadherin/KLRG1-Interaktion auf die Proliferation und die Induktion einer zytolytischen $CD8^+$-T-Zell-Antwort. Als Kontrolle konnte der hemmende Effekt durch Blockierung der KLRG1/E-Cadherin-Interaktion mit anti-KLRG1-mAK aufgehoben werden. Allerdings war das E-Cadherin der Zielzellen bei Verwendung voll aktivierter Effektor-$CD8^+$-T-Zellen oder LAK-Zellen nicht mehr in der Lage, die Zielzellen vor der Lyse zu bewahren (38). Vergleichbare Ergebnisse konnten durch die Arbeit von Tessmer et al. erbracht werden (106).

Trotz der vorliegenden Nachweise einer hemmenden KLRG1-Funktion unter Verwendung von monoklonalen Antikörpern im Sinne eines artifiziellen Liganden sollten die Daten durchaus kritisch betrachtet werden. Zwar ist der Einsatz von Antikörpern zur Kreuzvernetzung von Rezeptoren eine anerkannte und häufig verwendete Methode, sie ist jedoch mit gewissen Nachteilen behaftet. Dieser Versuchsaufbau könnte einigen wichtigen Parametern der Rezeptor-Liganden-Interaktion während des Zellkontaktes, wie zum Beispiel der Dichte, räumlichen Struktur, Topologie und spezifischen Membranlokalisation der interagierenden Rezeptoren, nicht in einem ausreichenden Maße gerecht werden.

Um diese Punkte zu berücksichtigen und die über Antikörper Kreuzvernetzung gewonnenen Daten zu validieren, wurde für die folgenden Experimente ein sehr gut kontrolliertes In-vitro-System etabliert. Dabei wurde auf die Antikörper-vermittelte Kreuzvernetzung der Rezeptoren verzichtet und stattdessen die physiologische Interaktion über natürliche Liganden studiert. Als Effektoren wurden wiederum murine $CD4^+$-A5-T-Zell-Hybridomazellen verwendet. Sie trugen unter anderem den für das Influenza-Hämagglutinin-Peptid spezifischen T-Zell-Rezeptor, der über das Klasse-II I-E^d MHC-Molekül präsentiert wurde. Als Antigen-präsentierende Zellen wurden parentale L929-I-E^d-Zellen bzw. L929-I-E^d-E-Cadherin-Zellen verwendet.

Die Ergebnisse belegen eindeutig, dass auf HA-Antigen-präsentierenden L929-I-E^d-Zellen exprimiertes E-Cadherin die NFAT-Aktivierung in KLRG1-positiven $CD4^+$-T-Zellen spezifisch zu reduzieren vermag. Somit konnte die bei einer Antikörper-vermittelten Kreuzvernetzung von KLRG1 nachgewiesene Hemmung unter Verwendung des natürlichen Liganden bestätigt werden. Allerdings ist auch zu erwähnen, dass die Hemmung etwas schwächer war als zuvor in den Experimenten mit Antikörper-vermittelter Kreuzvernetzung beobachtet.

Erstaunlicherweise zeigte sich bei den A5-Y_7F-KLRG1-Zellen nach der Interaktion mit E-Cadherin-positiven Antigen-präsentierenden Zellen keine Hemmung, sondern eine signifikant erhöhte Aktivierung. Eine Erklärung für diese Beobachtung könnte die erhaltene Bindungsfähigkeit der KLRG1-positiven Effektorzellen an E-Cadherin-positive Antigen-präsentierende Zellen liefern. Möglicherweise war die verstärkte Bindung bzw. Interaktion der Zellen untereinander und die damit verbundene Verbesserung der TZR/MHC-Interaktion dem nur noch schwach hemmenden Y_7F-KLRG1-Molekül überlegen.

Im Versuchsansatz mit den Wildtyp-KLRG1-positiven A5-Zellen hingegen war der stimulierende Effekt durch die bessere Interaktion der Zellen deshalb nicht zu beobachten, weil er durch das hemmende KLRG1-Signal überkompensiert wurde. Demzufolge könnte das Ausmaß der hemmenden KLRG1-Aktivität bis zu einem gewissen Grad durch eine verstärkte Interaktion der KLRG1-positiven Zellen mit ihren KLRG1-Liganden-tragenden Zielzellen beeinflusst werden. Des Weiteren kann dieser Sachverhalt als Antwort dafür dienen, weshalb der E-Cadherin-vermittelte, hemmende Gesamteffekt auf die Effektorzellfunktionen von KLRG1-positiven Lymphozyten in vielen Versuchen eher schwach ausfiel.

Als Liganden des murinen und humanen KLRG1 wurden E-, R- und N-Cadherin identifiziert (38, 51, 92, 106). Humanes und murines E-Cadherin weisen mit 89 % ein hohes Maß an Homologie auf, KLRG1 von Mensch und Maus besitzen mit 57 % eine intermediäre Homologie. E-Cadherin gehört zur Cadherin-Superfamilie und wird von zahlreichen Zellen wie zum Beispiel epithelialen Zellen, Keratinozyten und Langerhans-Zellen exprimiert. Das Molekül hat eine wichtige Rolle in Bezug auf morphoregulatorische Prozesse wie der Zelldifferenzierung, dem Gewebezusammenhalt, der Gewebeumlagerung, der Zellwanderung und der Metastasierung. Insbesondere auf den zuletzt genannten Punkt soll hier noch einmal näher eingegangen werden.

Es ist bekannt, dass mit der Metastasierung während der Krebsentstehung oftmals Veränderungen des Expressionsmusters von Cadherin-Molekülen einhergehen. Zum Beispiel verlieren zahlreiche epitheliale Tumore die E-Cadherin-Expression, um aus ihrem festen

Gewebeverband ausbrechen und metastasieren zu können (26, 44, 66, 74, 98, 110). Da der Verlust von E-Cadherin zu einer erhöhten Invasion und Metastasierung von Tumoren führt, wird E-Cadherin häufig als Tumorsuppressor-Protein beschrieben (31, 110). Um die Beweglichkeit der Zellen nach dem E-Cadherin-Verlust aufrechtzuerhalten, regulieren einige Tumore kompensatorisch die N-Cadherin-Expression hoch (44, 74, 110). Die Interaktion der Cadherine mit KLRG1 könnte folglich für die Bekämpfung von Tumoren von entscheidender Bedeutung sein.

Schwartzkopff et al. untersuchten typische tumorassoziierte E-Cadherin-Mutationen, die zu einem Verlust der Bindung zwischen KLRG1 und mutiertem E-Cadherin führen. Der Verlust der Bindungsfähigkeit von mutiertem E-Cadherin an KLRG1 führte auch zum Verlust des hemmenden E-Cadherin-Einflusses auf die KLRG1-positive NK-Zelle. Unter Berücksichtigung der hemmenden KLRG1-Funktion könnten entsprechende Tumorzellen durch KLRG1^{+}-NK-Zellen einfacher erkannt und lysiert werden (92). Somit könnte KLRG1 eine wichtige Rolle für die so genannte „Tumor Immunosurveillance“ spielen. Vergleichbar dem Modell der „missing self recognition“ für hemmende, MHC-I-bindende NK-Zell-Rezeptoren wie beispielsweise Ly49s und KIRs (23, 92). Auf diesem Wege könnte das KLRG1/E-Cadherin-System dazu dienen, potenziell metastasierende, epitheliale Tumore mit auffälliger Expression von E-Cadherin zu detektieren und unschädlich zu machen (20, 23).

In Anbetracht der möglichen Bedeutung dieses Moleküls war es von großem Interesse, die für eine erfolgreiche Interaktion zwischen KLRG1 und E-Cadherin essentiellen Domänen zu identifizieren. Zu diesem Zweck wurden in der vorliegenden Arbeit die A5-mKLRG1- bzw. A5-hKLRG1-Reporterzellversuche mit L929-hE-Cadherin-Zellen durchgeführt. L929-Zellen sind murine Fibroblasten, die mit verschiedenen Mutanten des humanen E-Cadherins transfiziert wurden. Bei den fünf verwendeten Mutanten (Δ1-Δ5) wurde je eine Deletion von Exon 1 bis Exon 5 eingefügt (95). Die Expressionsstärken der verschiedenen E-Cadherin-Mutanten auf L929-Zellen waren untereinander und mit dem Wildtyp E-Cadherin vergleichbar. Auf diese Weise war es möglich, die Relevanz der einzelnen Domänen zu charakterisieren.

Die murinen KLRG1-Reporterzellversuche konnten eindeutig nachweisen, dass die apikalen, extrazellulären Domänen 1 und 2 des E-Cadherins für eine suffiziente Interaktion mit KLRG1 notwendig sind. Die Deletion der Domänen 3, 4 und 5 hatte zwar eine leichtgradige Beeinträchtigung der KLRG1- und E-Cadherin-Interaktion zur Folge, für eine hinreichende Interaktion konnte auf sie jedoch verzichtet werden. Der möglichen Kritik, dass hier die Interaktion zwischen murinem KLRG1 mit humanem E-Cadherin betrachtet wurde, kann entgegnet werden, dass eine hohe Homologie zwischen dem murinem und humanen E-Cadherin besteht.

Zur Untersuchung der Interaktion zwischen humanem KLRG1 und humanem E-Cadherin wurden analog zum oben beschriebenen Vorgehen A5-hKLRG1-Reporterzellversuche durchgeführt. Erstaunlicherweise war für eine suffiziente Interaktion zwischen humanem KLRG1 und humanem E-Cadherin jede Domäne notwendig. Die Δ1-, Δ2-, Δ3-, Δ4- und Δ5-Mutanten zeigten keine bzw. eine der Negativkontrolle entsprechende GFP-Induktion. Lediglich die Δ3-Mutante ließ eine gewisse Interaktion der Moleküle vermuten. Wahrscheinlich basiert dieses Ergebnis auf einer hohen Anfälligkeit des humanen E-Cadherins in Bezug auf konformationelle Veränderungen nach Deletion der basalen Domänen 3, 4 und 5.

Die gewonnenen Daten zeigen zwar eindeutig, dass die Domänen 1 und 2 des E-Cadherins für die heterophile Interaktion mit KLRG1 notwendig sind, dennoch bleibt es unklar, ob beide oder nur eine der beiden Domänen KLRG1-Bindungsseiten besitzt. Anhand der hier durchgeführten Experimente lässt sich nicht sagen, ob KLRG1 nur an eine Domäne bindet und die Deletion der anderen Domäne die Bindung über eine Konformationsänderung des E-Cadherins verhindert. Diese Frage konnte durch Lösung der KLRG1-E-Cadherin Kristallstruktur und gezielter Mutagenisierung in einer Kooperation zwischen Roy A. Mariuzza (122 in press) und unserem Labor geklärt werden. Es zeigte sich, dass KLRG1 an die EZD 1 – ohne direkte Beteiligung der EZD 2 bis EZD 5 – des E-Cadherins bindet. Die Deletion der Domänen 2 bis 5 beeinträchtigte demzufolge indirekt die Konformation der KLRG1-Bindungsseite bzw. des E-Cadherin-Moleküls. Ferner wurde eine sehr geringe Bindungsaffinität von KLRG1 zu E-Cadherin festgestellt (K_D~150μM) (122 in press). Diese Affinität ist 10 bis 100fach schwächer als bei allen bisher beschriebenen NK-Zell-Rezeptor-Liganden Paarungen wie beispielsweise Ly49A—H-$2D^d$ (K_D~5μM) (115), KIR2D—HLA-C (10μM) (18), NKG2D-MICA (1μM) (63) und NKG2A/CD94—HLA-E (1μM) (54, 82). Die kürzlich gezeigte über Disulfidbrücken vermittelte Komplexierung von KLRG1 zu Dimeren, Trimeren und Tetrameren und die Ausbildung von nicht-kovalenten Tetrameren und Multimeren könnte die schwache Affinität der Moleküle durch Erhöhung der Avidität zu E-Cadherin kompensieren und somit die KLRG1-vermittelten Effekte verstärken (89).

Interessanterweise sind es auch die ersten beiden externen Domänen, die für eine Beteiligung an der homophilen cis- und trans-Interaktion E-Cadherin-positiver Zellen untereinander bekannt sind (84). Darüber hinaus wurde die Lokalisation der heterophilen Bindungsseite an das Integrin CD103/$\alpha_E\beta_7$ auf T-Lymphozyten ebenfalls der ersten Domäne zugeordnet (3, 22,

62, 104). Die Interaktion zwischen CD103/$\alpha_E\beta_7$-Integrin auf tumorinfiltrierenden Lymphozyten und E-Cadherin auf ICAM-1-negativen Tumorzellen verstärkte die zytolytische Aktivität der Lymphozyten (62). Tumorinfiltrierende T-Zellen exprimieren aufgrund ihres fortgeschrittenen Differenzierungsstatus häufig auch KLRG1. In solchen Situationen könnten KLRG1 und CD103/$\alpha_E\beta_7$ um die Bindung an E-Cadherin konkurrieren. Des Weiteren sprechen zahlreiche Daten für die Möglichkeit einer Ko-Ligation von KLRG1 und CD103/$\alpha_E\beta_7$ durch ein E-Cadherin-Molekül, da sie verschiedene Bindungsseiten nutzen (23, 104). Hierdurch könnte die KLRG1-vermittelte Hemmung die CD103/$\alpha_E\beta_7$-vermittelte Aktivierung und dadurch die Kontrolle der Migration und Funktion von Lymphozyten modulieren.

In natürlich organisierten Gewebeverbänden ist E-Cadherin für KLRG1 bereits aus sterischen Gründen nur eingeschränkt zugänglich, da E-Cadherin in erster Linie zwischen den Epithelzellen lokalisiert ist, um dort seiner Funktion als Adhäsionsmolekül gerecht zu werden (23). Zudem sind die Bindungsseiten der Domänen 1 und 2 sowohl an der homophilen cis- und trans-Interaktion des E-Cadherin als auch an der heterophilen Interaktion mit KLRG1 und CD103 beteiligt, was eine Zugänglichkeit zusätzlich erschweren könnte (122 in press). Die Schädigung eines Gewebes geht mit der Desintegration von Zell/Zell-Kontakten und der Freilegung von Adhäsionsmolekülen wie zum Beispiel E-Cadherin einher. Dieser Prozess könnte zu einer besseren Zugänglichkeit des E-Cadherins für die Interaktion mit KLRG1-positiven $CD4^+$- und $CD8^+$-T-Zellen bzw. NK-Zellen führen. Die daraus resultierende Verstärkung der hemmenden KLRG1-Effekte auf Immunzellen könnte dabei helfen, immunpathologische Prozesse in inflammatorischen und destruierten Geweben zu verringern.

Um experimentelle Hinweise für diese Theorie zu gewinnen, wurden E-Cadherin-transfizierte murine L929-Fibroblasten in Medium gelöst und ca. 15 Stunden lang geschüttelt. Eine Bindung der adhärenten Zellen an den Boden des Kulturgefäßes war unter diesen Bedingungen nicht möglich, sodass sich stattdessen große Zellkugeln ausbildeten. Die L929-Kugeln dienten im so genannten Gewebeansatz als artifizielle Gewebeverbände. Zur Simulation einer Gewebedestruktion wurden die Zellkugeln im Gewebedestruktionsansatz durch mehrmaliges Resuspendieren mit einer Pipette zerstört und die Zellen auf diesem Weg vereinzelt. Im Anschluss erfolgte ein A5-mKLRG1-Reporterzellversuch mit intakten und zerstörten Zellkugeln.

Die GFP-Induktion im Gewebedestruktionsansatz fiel deutlich niedriger aus als im Gewebeansatz mit intakten Zellkugeln. In den vorangegangenen Versuchen konnte unter anderem gezeigt werden, dass durch hemmende KLRG1-vermittelte Effekte die

Empfindlichkeit von Zellen gegenüber AICD reduziert wird. Dies könnte die T-Zellen folglich insbesondere während akuter Inflammationsprozesse mit hoher Antigenlast vor dem Zelltod durch AICD bewahren. Ferner sollte man bedenken, dass KLRG1-vermittelte hemmende Effekte die Entwicklung der lytischen Aktivität von $CD8^+$-T-Zellen signifikant vermindern. Die gewonnenen Daten unterstützen folglich die Theorie, dass eine Zerstörung der physiologischen Gewebearchitektur zu einer verstärkten Interaktion zwischen KLRG1 und E-Cadherin führt, wodurch immunpathologische Prozesse in inflammatorischen Geweben verringert werden könnten (20, 23).

Die in der vorliegenden Arbeit erbrachten Erkenntnisse über die strukturellen Grundlagen der E-Cadherin- und KLRG1-Interaktion, insbesondere das Wissen um die funktionellen KLRG1-vermittelten Effekte sollten dazu ermutigen, die hier aufgestellten Hypothesen in weiteren In-vivo-Modellen zu untersuchen und zu untermauern.

7. Abkürzungsverzeichnis

α	Alpha
A	Ampere
ADCC	Antibody-Dependent Cellular Cytotoxicity
Ag	Antigen
AICD	Activation Induced Cell Death
AK	Antikörper
APZ	Antigen-präsentierende Zelle (n)
Aqua dest.	destilliertes Wasser
β	Beta
B6	C57BL/6 Mäuse
bp	Basenpaar (e)
BZR	B-Zell-Rezeptor
bzw.	beziehungsweise
°C	Grad Celsius
ca.	Circa, ungefähr
Ca^{2+}	Kalziumionen
$CaCl_2$	Kalziumchlorid
CD	Cluster of Differentiation
cDNA	Komplementäre Desoxyribonukleinsäure
CFSE	5-Carboxyfluorescein-Diacetat-Succinimidyl-Ester
cM	Centimorgan
CMTMR	5-(and-6)-(((4-chloromethyl)benzoyl)amino)tetramethyl-rhodamine
CMV	ZytoMegaloVirus
CO_2	Kohlendioxid
cpm	counts per minute; Ergebnisse radioaktiven Zerfalls pro Minute
Cr	Chrom
Δ	Delta
DAG	Diacylglycerol
d.h.	das heißt
DMEM	Dulbecco´s Modified Essential Medium

DMSO	Dimethylsulfoxid
DNA	Desoxyribonukleinsäure
dNTP	DesoxyriboNucleosidTriPhosphat
dsDNA	doppelsträngige Desoxyribonukleinsäure
DZ	Dendritische Zelle
ε	Epsilon
E	Effektorzelle (n)
EB	Ethidium Bromid
EBV	Epstein-Barr-Virus
EDTA	Äthylendiamintetraessigsäure
EZD	Extrazelluläre Domäne
F	Phenylalanin
FACS	Fluorescence Activated Cell Sorter
Fas-L	Fas-Ligand
Fc	Fragment crystallizable
FcεRI	Fcε Receptor type I
FITC	Fluoresceinisothiocyanat
FKS	Fötales Kälberserum
FSC	Forward Scatter
g	Erdbeschleunigung; $G = 9{,}81\ m/s^2$
g	Gramm
GFP	Green Fluorescent Protein
GP33	Glykoprotein 33
h	Stunde(n)
HA	Hämagglutinin-Peptid
HBV	Hepatitis-B-Virus
HCl	Salzsäure
HCV	Hepatits-C-Virus
HIV	Humanes Immundefizienz-Virus
HLA	Human Leukocyte Antigen
I	Isoleucin
IFN-γ	Interferon-γ
Ig	Immunglobulin
IL	Interleukin

IMDM	Iscove´s Modified Dulbecco´s Medium
ITAM	Immunoreceptor Tyrosine-based Activating Motif
ITIM	Immunoreceptor Tyrosine-based Inhibiting Motif
kbp	Kilobasenpaar (e)
KCl	Kaliumchlorid
kDa	Kilodalton
K_D	Dissoziations-Konstante
KLRG1	Killer Cell Lectin-like Receptor G1
l	Liter
L	Leucin
LAK	Lymphokine Activated Killer cells
LB	Luria broth
LCMV	Lymphozytäres ChorioMeningitisVirus
LPS	LipoPolySaccharid
LTR	Long Terminal Repeat
µ	Mikro
m	Milli
M	Molar
MACS	Magnetic Absorbance Cell Sorter
MAFA	Mast Cell Function-Associated Antigen
mAk	monoklonaler Antikörper
MALT	Mucosa-Assoziiertes Lymphatisches Gewebe
MCMV	Murines CytoMegalieVirus
MF	Mittlere Fluoreszenzintensität
Mg^{2+}	Magnesiumionen
$MgCl_2$	Magnesiumchlorid
MHC I/II	Haupthistokompatibilitätskomplex
min.	Minute(n)
MSCV	Murine Stem Cell Virus
NaCl	Natriumchlorid
$NaHCO_3$	Natriumhydrogenkarbonat
NaN_3	Natriumazid
NFAT	Nuclear Factor of Activated T-Cells
NK-Rezeptor	Natürlicher Killerzell-Rezeptor

NK-Zelle	Natürliche Killerzelle
PAMPs	Pathogen-Associated Molecular Pattern
PBS	Phosphat-gepufferte Saline
PCR	Polymerase-Kettenreaktion
PE	Phycoerythrin
pH	Negativ dekadischer Logarithmus der Protonen-konzentration
PI	Propidium Iodide
PRRs	Pattern Recognition Receptors
s	radioaktive Spontanfreisetzung
s / sek.	Sekunde (n)
SDS	Natriumdodecylsulfat
SH2 Domäne	„Src homology domain 2"
SHIP	SH2-domain-containing Inositol polyphosphate 5'Phosphatase
SHP1/2	SH2-domain-containing phosphotyrosin phosphatase 1/2
SPF	Specific Pathogen Free
SSC	Sideward Scatter
t	radioaktive Totalfreisetzung
t	Zielzellen
TE	Tris-EDTA
tg	Transgen
TGF-ß	Transforming Growth Factor-ß
TLR	Toll-Like Receptor
TNF-α	Tumornekrosefaktor-α
TRAIL	TNF-Related Apoptosis-Inducing Ligand
TRIS	2-Amino-2-Hydroxymethyl-1,3-propandiol
TZR	T-Zell-Rezeptor
U	Unit (s)
V	Valin
V	Volt
VSV	Vesikuläres-Stomatitis-Virus
x	beliebige Aminosäure
Y	Tyrosin
ζ	Zeta
z.B.	zum Beispiel

8. Literaturverzeichnis

1. Aberle, H., H. Schwartz, and R. Kemler. 1996. Cadherin-catenin complex: protein interactions and their implications for cadherin function. J Cell Biochem 61:514-23.
2. Abramson, J., A. Licht, and I. Pecht. 2006. Selective inhibition of the Fc epsilon RI-induced de novo synthesis of mediators by an inhibitory receptor. Embo J 25:323-34.
3. Agace, W. W., J. M. Higgins, B. Sadasivan, M. B. Brenner, and C. M. Parker. 2000. T-lymphocyte-epithelial-cell interactions: integrin alpha(E)(CD103)beta(7), LEEP-CAM and chemokines. Curr Opin Cell Biol 12:563-8.
4. Aiba, S., and S. I. Katz. 1990. Phenotypic and functional characteristics of in vivo-activated Langerhans cells. J Immunol 145:2791-6.
5. Andersen, P. S., C. Geisler, S. Buus, R. A. Mariuzza, and K. Karjalainen. 2001. Role of the T cell receptor ligand affinity in T cell activation by bacterial superantigens. J Biol Chem 276:33452-7.
6. Becker, K. F., M. J. Atkinson, U. Reich, I. Becker, H. Nekarda, J. R. Siewert, and H. Hofler. 1994. E-cadherin gene mutations provide clues to diffuse type gastric carcinomas. Cancer Res 54:3845-52.
7. Behrens, J., J. P. von Kries, M. Kuhl, L. Bruhn, D. Wedlich, R. Grosschedl, and W. Birchmeier. 1996. Functional interaction of beta-catenin with the transcription factor LEF-1. Nature 382:638-42.
8. Berx, G., K. Staes, J. van Hengel, F. Molemans, M. J. Bussemakers, A. van Bokhoven, and F. van Roy. 1995. Cloning and characterization of the human invasion suppressor gene E-cadherin (CDH1). Genomics 26:281-9.
9. Beyersdorf, N., X. Ding, J. K. Tietze, and T. Hanke. 2007. Characterization of mouse CD4 T cell subsets defined by expression of KLRG1. Eur J Immunol 37:3445-54.
10. Beyersdorf, N. B., X. Ding, K. Karp, and T. Hanke. 2001. Expression of inhibitory "killer cell lectin-like receptor G1" identifies unique subpopulations of effector and memory CD8 T cells. Eur J Immunol 31:3443-52.
11. Beyersdorf, N. B., X. Ding, K. Karp, and T. Hanke. 2001. Expression of inhibitory "killer cell lectin-like receptor G1" identifies unique subpopulations of effector and memory CD8 T cells. Eur J Immunol 31:3443-52.
12. Biron, C. A., K. B. Nguyen, G. C. Pien, L. P. Cousens, and T. P. Salazar-Mather. 1999. Natural killer cells in antiviral defense: function and regulation by innate cytokines. Annu Rev Immunol 17:189-220.
13. Blaschuk, O. W., R. Sullivan, S. David, and Y. Pouliot. 1990. Identification of a cadherin cell adhesion recognition sequence. Dev Biol 139:227-9.
14. Blaser, C., M. Kaufmann, and H. Pircher. 1998. Virus-activated CD8 T cells and lymphokine-activated NK cells express the mast cell function-associated antigen, an inhibitory C-type lectin. J Immunol 161:6451-4.
15. Blauvelt, A., S. I. Katz, and M. C. Udey. 1995. Human Langerhans cells express E-cadherin. J Invest Dermatol 104:293-6.
16. Blery, M., J. Delon, A. Trautmann, A. Cambiaggi, L. Olcese, R. Biassoni, L. Moretta, P. Chavrier, A. Moretta, M. Daeron, and E. Vivier. 1997. Reconstituted killer cell inhibitory receptors for major histocompatibility complex class I molecules control mast cell activation induced via immunoreceptor tyrosine-based activation motifs. J Biol Chem 272:8989-96.

17. Boggon, T. J., J. Murray, S. Chappuis-Flament, E. Wong, B. M. Gumbiner, and L. Shapiro. 2002. C-cadherin ectodomain structure and implications for cell adhesion mechanisms. Science 296:1308-13.
18. Boyington, J. C., S. A. Motyka, P. Schuck, A. G. Brooks, and P. D. Sun. 2000. Crystal structure of an NK cell immunoglobulin-like receptor in complex with its class I MHC ligand. Nature 405:537-43.
19. Brunner, T., R. J. Mogil, D. LaFace, N. J. Yoo, A. Mahboubi, F. Echeverri, S. J. Martin, W. R. Force, D. H. Lynch, C. F. Ware, and et al. 1995. Cell-autonomous Fas (CD95)/Fas-ligand interaction mediates activation-induced apoptosis in T-cell hybridomas. Nature 373:441-4.
20. Bryceson, Y. T., and E. O. Long. 2008. Line of attack: NK cell specificity and integration of signals. Curr Opin Immunol 20:344-52.
21. Butcher, S., K. L. Arney, and G. P. Cook. 1998. MAFA-L, an ITIM-containing receptor encoded by the human NK cell gene complex and expressed by basophils and NK cells. Eur J Immunol 28:3755-62.
22. Cepek, K. L., S. K. Shaw, C. M. Parker, G. J. Russell, J. S. Morrow, D. L. Rimm, and M. B. Brenner. 1994. Adhesion between epithelial cells and T lymphocytes mediated by E-cadherin and the alpha E beta 7 integrin. Nature 372:190-3.
23. Colonna, M. 2006. Cytolytic responses: cadherins put out the fire. J Exp Med 203:261-4.
24. Corral, L., T. Hanke, R. E. Vance, D. Cado, and D. H. Raulet. 2000. NK cell expression of the killer cell lectin-like receptor G1 (KLRG1), the mouse homolog of MAFA, is modulated by MHC class I molecules. Eur J Immunol 30:920-30.
25. Cowin, P., and B. Burke. 1996. Cytoskeleton-membrane interactions. Curr Opin Cell Biol 8:56-65.
26. Cowin, P., T. M. Rowlands, and S. J. Hatsell. 2005. Cadherins and catenins in breast cancer. Curr Opin Cell Biol 17:499-508.
27. Dhein, J., H. Walczak, C. Baumler, K. M. Debatin, and P. H. Krammer. 1995. Autocrine T-cell suicide mediated by APO-1/(Fas/CD95). Nature 373:438-41.
28. Diefenbach, A., and D. H. Raulet. 2001. Strategies for target cell recognition by natural killer cells. Immunol Rev 181:170-84.
29. Dunne, J., A. M. Hanby, R. Poulsom, T. A. Jones, D. Sheer, W. G. Chin, S. M. Da, Q. Zhao, P. C. Beverley, and M. J. Owen. 1995. Molecular cloning and tissue expression of FAT, the human homologue of the Drosophila fat gene that is located on chromosome 4q34-q35 and encodes a putative adhesion molecule. Genomics 30:207-23.
30. Eberl, M., R. Engel, S. Aberle, P. Fisch, H. Jomaa, and H. Pircher. 2005. Human Vgamma9/Vdelta2 effector memory T cells express the killer cell lectin-like receptor G1 (KLRG1). J Leukoc Biol 77:67-70.
31. Frixen, U. H., J. Behrens, M. Sachs, G. Eberle, B. Voss, A. Warda, D. Lochner, and W. Birchmeier. 1991. E-cadherin-mediated cell-cell adhesion prevents invasiveness of human carcinoma cells. J Cell Biol 113:173-85.
32. Fuji, H., and H. Iribe. 1986. Clonal variation in tumorigenicity of L1210 lymphoma cells: nontumorigenic variants with an enhanced expression of tumor-associated antigen and Ia antigens. Cancer Res 46:5541-7.
33. Gallin, W. J., G. M. Edelman, and B. A. Cunningham. 1983. Characterization of L-CAM, a major cell adhesion molecule from embryonic liver cells. Proc Natl Acad Sci U S A 80:1038-42.
34. Gaya, D. R., R. C. Stuart, J. J. Going, and A. J. Stanley. 2008. Hereditary diffuse gastric cancer associated with E-cadherin mutation: penetrance after all. Eur J Gastroenterol Hepatol 20:1249-51.

35. Gayther, S. A., K. L. Gorringe, S. J. Ramus, D. Huntsman, F. Roviello, N. Grehan, J. C. Machado, E. Pinto, R. Seruca, K. Halling, P. MacLeod, S. M. Powell, C. E. Jackson, B. A. Ponder, and C. Caldas. 1998. Identification of germ-line E-cadherin mutations in gastric cancer families of European origin. Cancer Res 58:4086-9.
36. Germain, R. N., and H. Quill. 1986. Unexpected expression of a unique mixed-isotype class II MHC molecule by transfected L-cells. Nature 320:72-5.
37. Graham, F. L., J. Smiley, W. C. Russell, and R. Nairn. 1977. Characteristics of a human cell line transformed by DNA from human adenovirus type 5. J Gen Virol 36:59-74.
38. Grundemann, C., M. Bauer, O. Schweier, N. von Oppen, U. Lassing, P. Saudan, K. F. Becker, K. Karp, T. Hanke, M. F. Bachmann, and H. Pircher. 2006. Cutting edge: identification of E-cadherin as a ligand for the murine killer cell lectin-like receptor G1. J Immunol 176:1311-5.
39. Gumbiner, B. M. 1996. Cell adhesion: the molecular basis of tissue architecture and morphogenesis. Cell 84:345-57.
40. Gumbiner, B. M. 2005. Regulation of cadherin-mediated adhesion in morphogenesis. Nat Rev Mol Cell Biol 6:622-34.
41. Guthmann, M. D., M. Tal, and I. Pecht. 1995. A new member of the C-type lectin family is a modulator of the mast cell secretory response. Int Arch Allergy Immunol 107:82-6.
42. Guthmann, M. D., M. Tal, and I. Pecht. 1995. A secretion inhibitory signal transduction molecule on mast cells is another C-type lectin. Proc Natl Acad Sci U S A 92:9397-401.
43. Hamilton, S. E., and S. C. Jameson. 2007. CD8(+) T cell differentiation: choosing a path through T-bet. Immunity 27:180-2.
44. Handschuh, G., S. Candidus, B. Luber, U. Reich, C. Schott, S. Oswald, H. Becke, P. Hutzler, W. Birchmeier, H. Hofler, and K. F. Becker. 1999. Tumour-associated E-cadherin mutations alter cellular morphology, decrease cellular adhesion and increase cellular motility. Oncogene 18:4301-12.
45. Hanke, T., L. Corral, R. E. Vance, and D. H. Raulet. 1998. 2F1 antigen, the mouse homolog of the rat "mast cell function-associated antigen", is a lectin-like type II transmembrane receptor expressed by natural killer cells. Eur J Immunol 28:4409-17.
46. Hayakawa, Y., and M. J. Smyth. 2006. CD27 dissects mature NK cells into two subsets with distinct responsiveness and migratory capacity. J Immunol 176:1517-24.
47. Humar, B., V. Blair, A. Charlton, H. More, I. Martin, and P. Guilford. 2009. E-cadherin deficiency initiates gastric signet-ring cell carcinoma in mice and man. Cancer Res 69:2050-6.
48. Huntington, N. D., H. Tabarias, K. Fairfax, J. Brady, Y. Hayakawa, M. A. Degli-Esposti, M. J. Smyth, D. M. Tarlinton, and S. L. Nutt. 2007. NK cell maturation and peripheral homeostasis is associated with KLRG1 up-regulation. J Immunol 178:4764-70.
49. Ibegbu, C. C., Y. X. Xu, W. Harris, D. Maggio, J. D. Miller, and A. P. Kourtis. 2005. Expression of killer cell lectin-like receptor G1 on antigen-specific human CD8+ T lymphocytes during active, latent, and resolved infection and its relation with CD57. J Immunol 174:6088-94.
50. Islam, S., T. E. Carey, G. T. Wolf, M. J. Wheelock, and K. R. Johnson. 1996. Expression of N-cadherin by human squamous carcinoma cells induces a

scattered fibroblastic phenotype with disrupted cell-cell adhesion. J Cell Biol 135:1643-54.
51. Ito, M., T. Maruyama, N. Saito, S. Koganei, K. Yamamoto, and N. Matsumoto. 2006. Killer cell lectin-like receptor G1 binds three members of the classical cadherin family to inhibit NK cell cytotoxicity. J Exp Med 203:289-95.
52. Joshi, N. S., W. Cui, A. Chandele, H. K. Lee, D. R. Urso, J. Hagman, L. Gapin, and S. M. Kaech. 2007. Inflammation directs memory precursor and short-lived effector CD8(+) T cell fates via the graded expression of T-bet transcription factor. Immunity 27:281-95.
53. Ju, S. T., D. J. Panka, H. Cui, R. Ettinger, M. el-Khatib, D. H. Sherr, B. Z. Stanger, and A. Marshak-Rothstein. 1995. Fas(CD95)/FasL interactions required for programmed cell death after T-cell activation. Nature 373:444-8.
54. Kaiser, B. K., J. C. Pizarro, J. Kerns, and R. K. Strong. 2008. Structural basis for NKG2A/CD94 recognition of HLA-E. Proc Natl Acad Sci U S A 105:6696-701.
55. Karre, K., H. G. Ljunggren, G. Piontek, and R. Kiessling. 1986. Selective rejection of H-2-deficient lymphoma variants suggests alternative immune defence strategy. Nature 319:675-8.
56. Kemler, R., and M. Ozawa. 1989. Uvomorulin-catenin complex: cytoplasmic anchorage of a Ca2+-dependent cell adhesion molecule. Bioessays 11:88-91.
57. Kim, S., K. Iizuka, H. L. Aguila, I. L. Weissman, and W. M. Yokoyama. 2000. In vivo natural killer cell activities revealed by natural killer cell-deficient mice. Proc Natl Acad Sci U S A 97:2731-6.
58. Kobielak, A., and E. Fuchs. 2004. Alpha-catenin: at the junction of intercellular adhesion and actin dynamics. Nat Rev Mol Cell Biol 5:614-25.
59. Kyburz, D., P. Aichele, D. E. Speiser, H. Hengartner, R. M. Zinkernagel, and H. Pircher. 1993. T cell immunity after a viral infection versus T cell tolerance induced by soluble viral peptides. Eur J Immunol 23:1956-62.
60. Lamers, M. B., A. G. Lamont, and D. H. Williams. 1998. Human MAFA has alternatively spliced variants. Biochim Biophys Acta 1399:209-12.
61. Lanier, L. L. 2005. NK cell recognition. Annu Rev Immunol 23:225-74.
62. Le Floc'h, A., A. Jalil, I. Vergnon, B. Le Maux Chansac, V. Lazar, G. Bismuth, S. Chouaib, and F. Mami-Chouaib. 2007. Alpha E beta 7 integrin interaction with E-cadherin promotes antitumor CTL activity by triggering lytic granule polarization and exocytosis. J Exp Med 204:559-70.
63. Lengyel, C. S., L. J. Willis, P. Mann, D. Baker, T. Kortemme, R. K. Strong, and B. J. McFarland. 2007. Mutations designed to destabilize the receptor-bound conformation increase MICA-NKG2D association rate and affinity. J Biol Chem 282:30658-66.
64. Lieberman, J. 2003. The ABCs of granule-mediated cytotoxicity: new weapons in the arsenal. Nat Rev Immunol 3:361-70.
65. Marcolino, I., G. K. Przybylski, M. Koschella, C. A. Schmidt, D. Voehringer, M. Schlesier, and H. Pircher. 2004. Frequent expression of the natural killer cell receptor KLRG1 in human cord blood T cells: correlation with replicative history. Eur J Immunol 34:2672-80.
66. Margineanu, E., C. E. Cotrutz, and C. Cotrutz. 2008. Correlation between E-cadherin abnormal expressions in different types of cancer and the process of metastasis. Rev Med Chir Soc Med Nat Iasi 113:432-6.
67. Masciari, S., N. Larsson, J. Senz, N. Boyd, P. Kaurah, M. J. Kandel, L. N. Harris, H. C. Pinheiro, A. Troussard, P. Miron, N. Tung, C. Oliveira, L. Collins, S. Schnitt, J. E. Garber, and D. Huntsman. 2007. Germline E-cadherin mutations in familial lobular breast cancer. J Med Genet 44:726-31.

68. McNeill, H., T. A. Ryan, S. J. Smith, and W. J. Nelson. 1993. Spatial and temporal dissection of immediate and early events following cadherin-mediated epithelial cell adhesion. J Cell Biol 120:1217-26.
69. Medzhitov, R., and C. A. Janeway, Jr. 2002. Decoding the patterns of self and nonself by the innate immune system. Science 296:298-300.
70. Moretta, L., E. Ciccone, M. C. Mingari, R. Biassoni, and A. Moretta. 1994. Human natural killer cells: origin, clonality, specificity, and receptors. Adv Immunol 55:341-80.
71. Motoda, K., M. Takata, K. Kiura, I. Nakamura, and M. Harada. 2000. SHP-1/immunoreceptor tyrosine-based inhibition motif-independent inhibitory signalling through murine natural killer cell receptor Ly-49A in a transfected B-cell line. Immunology 100:370-7.
72. Nagafuchi, A., Y. Shirayoshi, K. Okazaki, K. Yasuda, and M. Takeichi. 1987. Transformation of cell adhesion properties by exogenously introduced E-cadherin cDNA. Nature 329:341-3.
73. Nagar, B., M. Overduin, M. Ikura, and J. M. Rini. 1996. Structural basis of calcium-induced E-cadherin rigidification and dimerization. Nature 380:360-4.
74. Nieman, M. T., R. S. Prudoff, K. R. Johnson, and M. J. Wheelock. 1999. N-cadherin promotes motility in human breast cancer cells regardless of their E-cadherin expression. J Cell Biol 147:631-44.
75. Nimmerjahn, F., and J. V. Ravetch. 2006. Fcgamma receptors: old friends and new family members. Immunity 24:19-28.
76. Nose, A., and M. Takeichi. 1986. A novel cadherin cell adhesion molecule: its expression patterns associated with implantation and organogenesis of mouse embryos. J Cell Biol 103:2649-58.
77. Orange, J. S., K. E. Harris, M. M. Andzelm, M. M. Valter, R. S. Geha, and J. L. Strominger. 2003. The mature activating natural killer cell immunologic synapse is formed in distinct stages. Proc Natl Acad Sci U S A 100:14151-6.
78. Ortega Soto, E., and I. Pecht. 1988. A monoclonal antibody that inhibits secretion from rat basophilic leukemia cells and binds to a novel membrane component. J Immunol 141:4324-32.
79. Ozawa, M., H. Baribault, and R. Kemler. 1989. The cytoplasmic domain of the cell adhesion molecule uvomorulin associates with three independent proteins structurally related in different species. Embo J 8:1711-7.
80. Peek, R., and K. R. Reddy. 2007. Genetic mutations identified for hereditary diffuse gastric cancer. Gastroenterology 133:379-80.
81. Pertz, O., D. Bozic, A. W. Koch, C. Fauser, A. Brancaccio, and J. Engel. 1999. A new crystal structure, Ca2+ dependence and mutational analysis reveal molecular details of E-cadherin homoassociation. Embo J 18:1738-47.
82. Petrie, E. J., C. S. Clements, J. Lin, L. C. Sullivan, D. Johnson, T. Huyton, A. Heroux, H. L. Hoare, T. Beddoe, H. H. Reid, M. C. Wilce, A. G. Brooks, and J. Rossjohn. 2008. CD94-NKG2A recognition of human leukocyte antigen (HLA)-E bound to an HLA class I leader sequence. J Exp Med 205:725-35.
83. Philosof-Oppenheimer, R., C. S. Hampe, K. Schlessinger, M. Fridkin, and I. Pecht. 2000. An immunoreceptor tyrosine-based inhibitory motif, with serine at site Y-2, binds SH2-domain-containing phosphatases. Eur J Biochem 267:703-11.
84. Pokutta, S., and W. I. Weis. 2007. Structure and mechanism of cadherins and catenins in cell-cell contacts. Annu Rev Cell Dev Biol 23:237-61.
85. Ranscht, B. 1994. Cadherins and catenins: interactions and functions in embryonic development. Curr Opin Cell Biol 6:740-6.

86. Robbins, S. H., K. B. Nguyen, N. Takahashi, T. Mikayama, C. A. Biron, and L. Brossay. 2002. Cutting edge: inhibitory functions of the killer cell lectin-like receptor G1 molecule during the activation of mouse NK cells. J Immunol 168:2585-9.
87. Robbins, S. H., S. C. Terrizzi, B. C. Sydora, T. Mikayama, and L. Brossay. 2003. Differential regulation of killer cell lectin-like receptor G1 expression on T cells. J Immunol 170:5876-85.
88. Robbins, S. H., M. S. Tessmer, T. Mikayama, and L. Brossay. 2004. Expansion and contraction of the NK cell compartment in response to murine cytomegalovirus infection. J Immunol 173:259-66.
89. Rosshart, S., M. Hofmann, O. Schweier, A. K. Pfaff, K. Yoshimoto, T. Takeuchi, E. Molnar, W. W. Schamel, and H. Pircher. 2008. Interaction of KLRG1 with E-cadherin: new functional and structural insights. Eur J Immunol 38:3354-64.
90. Rouvier, E., M. F. Luciani, and P. Golstein. 1993. Fas involvement in Ca(2+)-independent T cell-mediated cytotoxicity. J Exp Med 177:195-200.
91. Schuh, R., D. Vestweber, I. Riede, M. Ringwald, U. B. Rosenberg, H. Jackle, and R. Kemler. 1986. Molecular cloning of the mouse cell adhesion molecule uvomorulin: cDNA contains a B1-related sequence. Proc Natl Acad Sci U S A 83:1364-8.
92. Schwartzkopff, S., C. Grundemann, O. Schweier, S. Rosshart, K. E. Karjalainen, K. F. Becker, and H. Pircher. 2007. Tumor-associated E-cadherin mutations affect binding to the killer cell lectin-like receptor G1 in humans. J Immunol 179:1022-9.
93. Schwarzenberger, K., and M. C. Udey. 1996. Contact allergens and epidermal proinflammatory cytokines modulate Langerhans cell E-cadherin expression in situ. J Invest Dermatol 106:553-8.
94. Shapiro, L., A. M. Fannon, P. D. Kwong, A. Thompson, M. S. Lehmann, G. Grubel, J. F. Legrand, J. Als-Nielsen, D. R. Colman, and W. A. Hendrickson. 1995. Structural basis of cell-cell adhesion by cadherins. Nature 374:327-37.
95. Shiraishi, K., K. Tsuzaka, K. Yoshimoto, C. Kumazawa, K. Nozaki, T. Abe, K. Tsubota, and T. Takeuchi. 2005. Critical role of the fifth domain of E-cadherin for heterophilic adhesion with alpha E beta 7, but not for homophilic adhesion. J Immunol 175:1014-21.
96. Stappert, J., and R. Kemler. 1994. A short core region of E-cadherin is essential for catenin binding and is highly phosphorylated. Cell Adhes Commun 2:319-27.
97. Takeichi, M. 1991. Cadherin cell adhesion receptors as a morphogenetic regulator. Science 251:1451-5.
98. Takeichi, M. 1993. Cadherins in cancer: implications for invasion and metastasis. Curr Opin Cell Biol 5:806-11.
99. Takeichi, M. 1990. Cadherins: a molecular family important in selective cell-cell adhesion. Annu Rev Biochem 59:237-52.
100. Takeichi, M., H. Inuzuka, K. Shimamura, T. Fujimori, and A. Nagafuchi. 1990. Cadherin subclasses: differential expression and their roles in neural morphogenesis. Cold Spring Harb Symp Quant Biol 55:319-25.
101. Takeichi, M., H. Inuzuka, K. Shimamura, M. Matsunaga, and A. Nose. 1990. Cadherin-mediated cell-cell adhesion and neurogenesis. Neurosci Res Suppl 13:S92-6.
102. Tamura, K., W. S. Shan, W. A. Hendrickson, D. R. Colman, and L. Shapiro. 1998. Structure-function analysis of cell adhesion by neural (N-) cadherin. Neuron 20:1153-63.

103. Tang, A., M. Amagai, L. G. Granger, J. R. Stanley, and M. C. Udey. 1993. Adhesion of epidermal Langerhans cells to keratinocytes mediated by E-cadherin. Nature 361:82-5.
104. Taraszka, K. S., J. M. Higgins, K. Tan, D. A. Mandelbrot, J. H. Wang, and M. B. Brenner. 2000. Molecular basis for leukocyte integrin alpha(E)beta(7) adhesion to epithelial (E)-cadherin. J Exp Med 191:1555-67.
105. Tepass, U., K. Truong, D. Godt, M. Ikura, and M. Peifer. 2000. Cadherins in embryonic and neural morphogenesis. Nat Rev Mol Cell Biol 1:91-100.
106. Tessmer, M. S., C. Fugere, F. Stevenaert, O. V. Naidenko, H. J. Chong, G. Leclercq, and L. Brossay. 2007. KLRG1 binds cadherins and preferentially associates with SHIP-1. Int Immunol 19:391-400.
107. Thimme, R., V. Appay, M. Koschella, E. Panther, E. Roth, A. D. Hislop, A. B. Rickinson, S. L. Rowland-Jones, H. E. Blum, and H. Pircher. 2005. Increased expression of the NK cell receptor KLRG1 by virus-specific CD8 T cells during persistent antigen stimulation. J Virol 79:12112-6.
108. Vivier, E., and N. Anfossi. 2004. Inhibitory NK-cell receptors on T cells: witness of the past, actors of the future. Nat Rev Immunol 4:190-8.
109. Vivier, E., and M. Daeron. 1997. Immunoreceptor tyrosine-based inhibition motifs. Immunol Today 18:286-91.
110. Vleminckx, K., L. Vakaet, Jr., M. Mareel, W. Fiers, and F. van Roy. 1991. Genetic manipulation of E-cadherin expression by epithelial tumor cells reveals an invasion suppressor role. Cell 66:107-19.
111. Voehringer, D., C. Blaser, P. Brawand, D. H. Raulet, T. Hanke, and H. Pircher. 2001. Viral infections induce abundant numbers of senescent CD8 T cells. J Immunol 167:4838-43.
112. Voehringer, D., M. Kaufmann, and H. Pircher. 2001. Genomic structure, alternative splicing, and physical mapping of the killer cell lectin-like receptor G1 gene (KLRG1), the mouse homologue of MAFA. Immunogenetics 52:206-11.
113. Voehringer, D., M. Koschella, and H. Pircher. 2002. Lack of proliferative capacity of human effector and memory T cells expressing killer cell lectinlike receptor G1 (KLRG1). Blood 100:3698-702.
114. Vos, C. B., A. M. Cleton-Jansen, G. Berx, W. J. de Leeuw, N. T. ter Haar, F. van Roy, C. J. Cornelisse, J. L. Peterse, and M. J. van de Vijver. 1997. E-cadherin inactivation in lobular carcinoma in situ of the breast: an early event in tumorigenesis. Br J Cancer 76:1131-3.
115. Wang, J., M. C. Whitman, K. Natarajan, J. Tormo, R. A. Mariuzza, and D. H. Margulies. 2002. Binding of the natural killer cell inhibitory receptor Ly49A to its major histocompatibility complex class I ligand. Crucial contacts include both H-2Dd AND beta 2-microglobulin. J Biol Chem 277:1433-42.
116. Wheelock, M. J., and K. R. Johnson. 2003. Cadherin-mediated cellular signaling. Curr Opin Cell Biol 15:509-14.
117. Xu, R., J. Abramson, M. Fridkin, and I. Pecht. 2001. SH2 domain-containing inositol polyphosphate 5'-phosphatase is the main mediator of the inhibitory action of the mast cell function-associated antigen. J Immunol 167:6394-402.
118. Yap, A. S., C. M. Niessen, and B. M. Gumbiner. 1998. The juxtamembrane region of the cadherin cytoplasmic tail supports lateral clustering, adhesive strengthening, and interaction with p120ctn. J Cell Biol 141:779-89.
119. Yokoyama, W. M., and B. F. Plougastel. 2003. Immune functions encoded by the natural killer gene complex. Nat Rev Immunol 3:304-16.
120. Yokoyama, W. M., J. C. Ryan, J. J. Hunter, H. R. Smith, M. Stark, and W. E. Seaman. 1991. cDNA cloning of mouse NKR-P1 and genetic linkage with LY-49.

Identification of a natural killer cell gene complex on mouse chromosome 6. J Immunol 147:3229-36.

121. Yusa, S., T. L. Catina, and K. S. Campbell. 2002. SHP-1- and phosphotyrosine-independent inhibitory signaling by a killer cell Ig-like receptor cytoplasmic domain in human NK cells. J Immunol 168:5047-57.

122. Yili Li, Maike Hofmann, Qian Wang, Leslie Teng, Lukasz K. Chlewicki, Hanspeter Pircher, and Roy A Mariuzza. 2009. Structure of Natural Killer Cell Receptor KLRG1 Bound to E-Cadherin Reveals Basis for MHC-Independent Missing Self Recognition. Immunity

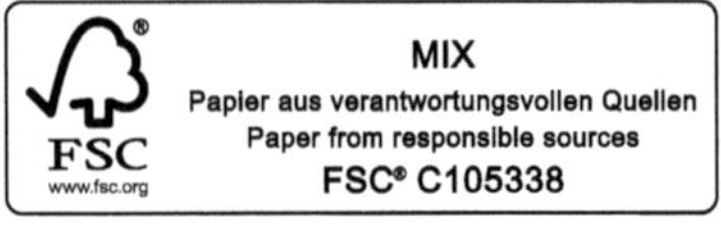

Printed by Books on Demand GmbH, Norderstedt / Germany